U0278388

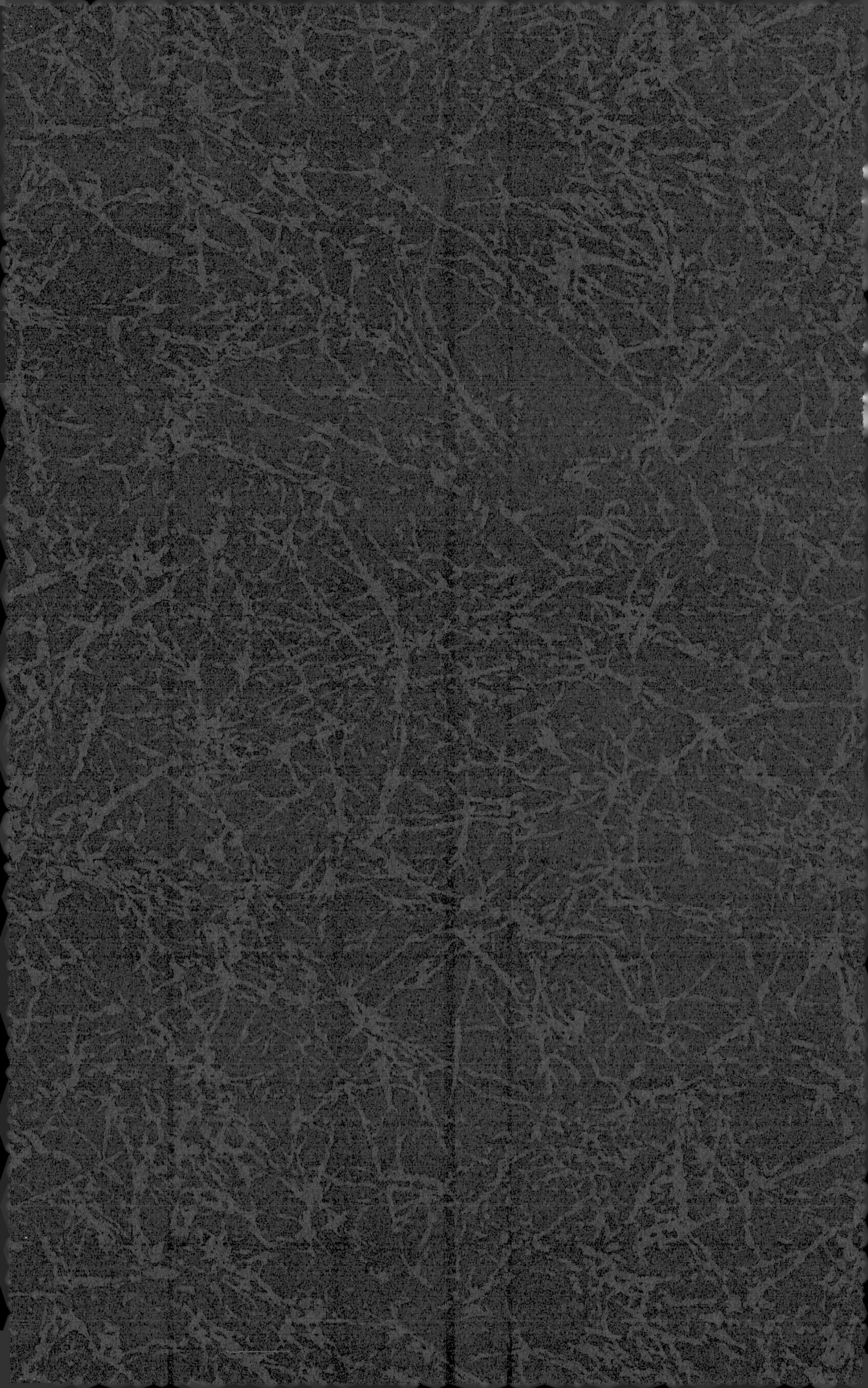

眩晕和头晕

实用入门手册

[英] 阿道夫 M ·普朗斯坦（Adolfo M. Bronstein）
[德] 托马斯·伦珀特 （Thomas Lempert）◎著
赵　钢　韩军良　夏　峰◎主译　粟秀初◎主审

李　玲　林　甜　程浩然　康　涛
张　琛　张　潇　周林甫　张云霞　◎参译

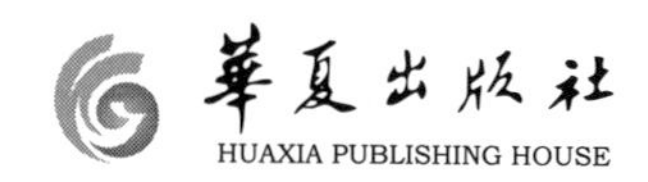

CAMBRIDGE

图书在版编目（CIP）数据

眩晕和头晕：实用入门手册/（英）阿道夫 M · 普朗斯坦（Adolfo M. Bronstein），（德）托马斯 · 伦珀特著；赵钢，韩军良，夏峰译. --北京：华夏出版社有限公司，2022.01（2022.10重印）

书名原文：Dizziness：A Practical Approach to Diagnosis and Management

ISBN 978-7-5222-0171-9

Ⅰ.①眩… Ⅱ.①阿… ②托… ③赵… ④韩… ⑤夏… Ⅲ.①眩晕- 诊疗 Ⅳ.①R764.34

中国版本图书馆CIP数据核字（2021）第175636号

眩晕和头晕：实用入门手册

作　　者　[英]阿道夫 M·普朗斯坦　[德]托马斯 · 伦珀特
译　　者　赵　钢　韩军良　夏　峰
责任编辑　梁学超

出版发行　华夏出版社有限公司
经　　销　新华书店
印　　装　三河市少明印务有限公司
版　　次　2022年1月北京第1版　2022年10月北京第2次印刷
开　　本　710×1000　1/16
印　　张　14.5
字　　数　202千字
定　　价　59.80元

华夏出版社有限公司　地址：北京市东直门外香河园北里4号　邮编：100028
网址：www. hxph. com. cn　电话：（010）64663331（转）

若发现本版图书有印装质量问题，请与我社营销中心联系调换。

致　　谢

感谢玛丽·福尔东和大卫·巴克维尔对本书中所涉及的视频和其他技术的帮助。

原著作者

译者前言

众所周知，眩晕和头晕乃是临床上最常见的症状之一，其解剖、生理和病因复杂，诊疗过程又常涉及到耳科、神经科、甚至大内科和精神科等多学科的基础理论知识和诊疗技术，因而在工作中普遍感到困难。国内眩晕和头晕方面的专著一直较少。我们有幸受益于神经科老前辈粟秀初教授的长期教诲，在大量临床实践的基础上较为系统地学习了国内外的相关理论和进展，积累了一点粗浅的认识。在学习了部分国内外关于眩晕和头晕的著作后，我们计划系列地翻译几本国外的优秀著作供大家参考，希望对国内同道们的工作有所助益。

由英国阿道夫 M · 普朗斯坦和德国托马斯 · 伦珀特两位教授合著的这本“眩晕和头晕”诊疗手册于 2007 年首次出版，次年重印并获得英国医师学会（BMA）医学图书年度评比最高推荐奖。该书对导致眩晕发作的各种复杂机制并没有花费过多文笔，却始终紧密围绕眩晕和头晕临床诊疗工作中的实际问题进行阐述，其实用性特别突出，且便于入门。如：详述了眩晕的床旁检查方法及临床意义，使读者能很快地熟悉眩晕的诊断方法和步骤；按眩晕发作的频率、诱发因素等进行疾病归类和叙述，有利于读者诊断和鉴别原本容易混淆的疾病；在多个章节前面均列有“学习要点”，使读者对该章的学习内容更加条理清晰；在多个章节末尾都附有“诊断困难时怎么办”，给读者提出解困的建议；所附带的原版英文视频资料能使读者更直观而深入地理解书中的内容，以提高学习效果。我们反复阅读原文，学到了许多新知识，确感耳目一新，故首先将其译成中文，供国内广大的神经科、耳科、内科、急诊科、精神科和其他同道们分享。

我科曾受中华医学会神经病学分会的委托，负责起草了“眩晕诊治专家共识”讨论稿，承办了多次全国性的“眩晕诊疗培训班”，编写和出版了“眩晕”的讲义和专著，受到了国内同行们的热论和欢迎；我们也希望此部译著能对同行们有所帮助。

为了便于阅读，译者在正文中插入了一些注释，并随书提供国内同仁的共识性文献资料，以供参考。由于我们水平有限，译文中难免存在缺点与错误，恳请读者和专家们不吝指正。

译　者

于第四军医大学西京医院神经内科

2012 年 1 月

阅读指导：如何使用本书

阅读本书，不必要从头至尾通读。此书是为从事眩晕和头晕（眩晕和头晕的概念及区别见第二、四章。——译者注）诊疗工作的非专科医师们编写的，他们需要能够快速指导诊疗的简易教程。传统的有关专著通常是每个章节仅讲述一种疾病，需要读完每个章节和整本书的内容以后，才能掌握鉴别诊断相关疾病的知识，因而不够方便。本书特点是按症状学类型进行编排的，有助于医师们快速查阅。

本书以“平衡系统的基础解剖与功能概要”和“眩晕和头晕的症状及检查”两章开始，分别阐述前庭系统的基础解剖、生理功能和眩晕/头晕的临床评估方法。如果读者已经具备了这方面的知识，那么就可以直接查阅以临床表现为核心的相关章节内容，如位置性眩晕或反复发作性眩晕/头晕等。在本书多个章节的开头列有鉴别诊断表，帮助读者了解相关疾病的主要特征，然后按照表中内容顺序进行深入讲述。书中所附图表可帮助读者加深对所学内容的理解。本书对常见疾病均有详细介绍，对少见疾病仅做一般简介。在本书每章临床部分的结束前，你会发现有一个“诊断困难时该怎么办?”的小标题，可为读者提供一些帮助。

本书最后一章，主要介绍眩晕/头晕的一般常规治疗，如前庭镇静剂的使用和前庭康复的原则，特异性的治疗方案将在各章节中分别讲述。随书附带的视频，收录了眩晕的临床检查方法、良性阵发性位置性眩晕的诊断与治疗手法、前庭康复的训练方法及常见病例的表现。本书多个章节都配备有相关的视频资料，供学习中参考。

在过去20年里，随着对偏头痛性眩晕、变异型良性阵发性位置性眩晕和精神障碍性头晕等一些可治性眩晕/头晕的深入了解，促使医学界对眩晕/头晕有了更新的认识。

希望本书能引起读者们对眩晕/头晕和平衡障碍诊治的兴趣，并能自信地接诊今后你的每一位眩晕或头晕病人。

原著作者

目　　录

表格目录

第二章

第三章

第四章

第五章

视频目录

（视频资源请扫描封面后勒口二维码获取）

第二章

02.01 双侧前庭功能减退所致的振动幻视

02.02 会聚与自发性眼球震颤的床旁检查

02.03 正常会聚与自发性眼球震颤

02.04 凝视受限的床旁检查

02.05 平滑跟踪的检查

02.06 正常的平滑跟踪

02.07 扫视的检查。

02.08 正常扫视

02.09 前庭－眼球反射的检查——甩头试验

02.10 正常的甩头试验

02.11 “洋娃娃”头－眼反射的检查

02.12 正常的“洋娃娃”头－眼反射

02.13 异常的右向甩头试验

02.14 双侧甩头试验均异常

02.15 正常的 VOR 抑制试验

02.16 左向悬头位的 Hallpike 试验

02.17 右向悬头位的 Hallpike 试验

02.18 左侧卧位的 Hallpike 试验

02.19 右侧卧位的 Hallpike 试验

02.20 体位性垂直向下的眼震

02.21 获得性的摆动性眼球震颤

02.22 凝视诱发的眼球震颤

02.23 异常的平滑跟踪

02.24 异常的 VOR 抑制

02.25 帕金森病所致扫视不足

02.26 小脑疾病所致扫视过度

02.27 扫视的慢化

第三章

03.01 左侧前庭神经炎

03.02 异常的左向甩头试验

03.03 旋转性眼球震颤

03.04 非典型（中枢性）位置性眼球震颤

第五章

05.01 右后半规管 BPPV

05.02 Semont 手法治疗左后半规管 BPPV

05.03 Semont 手法治疗右后半规管 BPPV

05.04 Epley 手法治疗左后半规管 BPPV

05.05 Epley 手法治疗右后半规管 BPPV

05.06 体位变动诱发的垂直向下眼震

05.07 体位变动诱发的垂直向下眼震（视频眼震图）

第七章

07.01 姿势反射异常

第八章

第一章　平衡系统的基础解剖与功能概要

◆ 绪论

如果你正在阅读此书，说明你是一位很忙的医师。作者理解你想复习有关眩晕/头晕*诊疗过程中所需要的一些解剖学与生理学知识，故将其归纳为三个主题依次介绍。你可以首先去读相关提要，然后根据需要细读相应内容。

正常平衡功能的保持，有赖于完整的前庭觉、本体觉和视觉，以及它们在中枢神经系统（CNS）内不断被整合的功能。任何一处的病变或功能障碍都将引起平衡紊乱或影响前庭疾病的恢复。例如，一位急性前庭神经感染（前庭神经炎）患者，即使患侧前庭功能永久丧失，只要患者年轻并体质良好，症状就可很快消失；如果患者是位老年人，并且视觉、本体觉感受器或中枢神经系统功能因年老而衰退，将可能遗留永久性的平衡功能障碍。

◆ 前庭系统的解剖和生理

提要

- 内耳迷路虽只属平衡系统的一个组成部分，但大部分眩晕/头晕

---

* 译者注：书名原文 Dizziness 在本书中意指眩晕和头晕；眩晕和头晕的概念及区别见本书第二、四章；根据具体内容，中译本里“眩晕和头晕”或以“眩晕/头晕”的句式来表示。

可能与它有关。

- 每侧耳内，包含有三个半规管（水平、前、后）和两个耳石器（椭圆囊和球囊），前者感受头部的角加速度运动，后者感受包括重力作用在内的直线加速运动。
- 大多数的前庭（应为半规管。——译者注）试验只检查水平半规管功能，后者仅占前庭迷路的五分之一。
- 前庭神经上支包含来自上（前）半规管、水平（外）半规管和椭圆囊的传入神经纤维，前庭神经下支则包含来自下（后）半规管和球囊的传入神经纤维。这种结构为前庭神经炎患者会出现水平半规管功能减退或后半规管 BPPV（良性阵发性位置性眩晕）提供了解释。
- 供血动脉基本上是沿着神经支配径路走行的，因此血管病变会首先损及耳蜗或前庭。除非出现终末动脉的选择性病变，这两个器官（及脑干）常会同时受损。
- 前庭神经存在背景性放电（前庭紧张度）。这为一侧前庭病变后在没有任何头部运动的情况下，仍能引发眩晕提供了解释；也为患者仍能感受到头部向各个方向的运动提供了解释：向功能“正常”方向运动时背景放电增强，向功能“减低”方向运动时背景放电减弱。

中枢与前庭的投射关系	相应的症状
前庭－皮层通路	眩晕
前庭－眼球通路	眼球震颤
前庭－脊髓通路	躯体不稳感
前庭－自主神经－边缘通路	恶心、出汗、焦虑

邻近结构影像学诊断的解剖基础	
内耳/颞骨	耳蜗和耳蜗神经
内听道	第五、六、七脑神经和耳蜗神经
脑干	第三、四、五、六、七、九、十脑神经及小脑

鉴于大多数读者已学习过解剖学和生理学，本书尽量结合这些学科，有时甚至包括病理学，综合性地介绍相关知识对临床医师可能更有益。

由于前庭不同病变所引起的临床症状（头晕、眩晕、平衡障碍等，见第二章）大致相似，因此其诊断往往需要依赖前庭系统邻近结构受累的其他伴随症状。所以，不仅要了解前庭器官的解剖结构，还要熟悉与前庭器官及其神经通路相邻近的解剖结构。

内耳迷路位于颞骨岩部内，包含骨迷路和膜迷路两部分。膜迷路位于骨迷路内，而感知声音（耳蜗）和头部运动（前庭）的上皮组织则位于膜迷路中。膜迷路中充满着内淋巴液，感觉性上皮组织被浸泡于内淋巴液中。骨迷路和膜迷路之间充满着外淋巴液。后部迷路包含半规管和耳石器，半规管感受头部的旋转加速运动，耳石器感受头部的重力和直线加速运动。

半规管

每侧耳有三个半环形管道，即一个水平管和两个垂直管。三个半规管位于三个不同的平面上且互相垂直，从而感知头部向任何方向的呈角运动（图 1.1）。两侧同一平面的一对半规管功能互补，感知头部运动的信号也互补。

- 水平（外）半规管感觉水平方向的头部转动。
- 当头部做对角线或斜向运动时，其感受是由一侧前（上）半规管与另侧后（下）半规管共同完成的，例如，头向右转 45°后再做低头、仰头动作的感受是由左侧前（上）半规管与右侧后（下）半规管共同完成的（图 1.1）。
- 单一的矢状面低头运动将刺激两侧前半规管和抑制两侧后半规管功能。抬头的结果刚好相反。
- 向一侧做侧头运动，如右耳朝下将同时刺激右侧前、后半规管和抑制左侧两个垂直半规管。

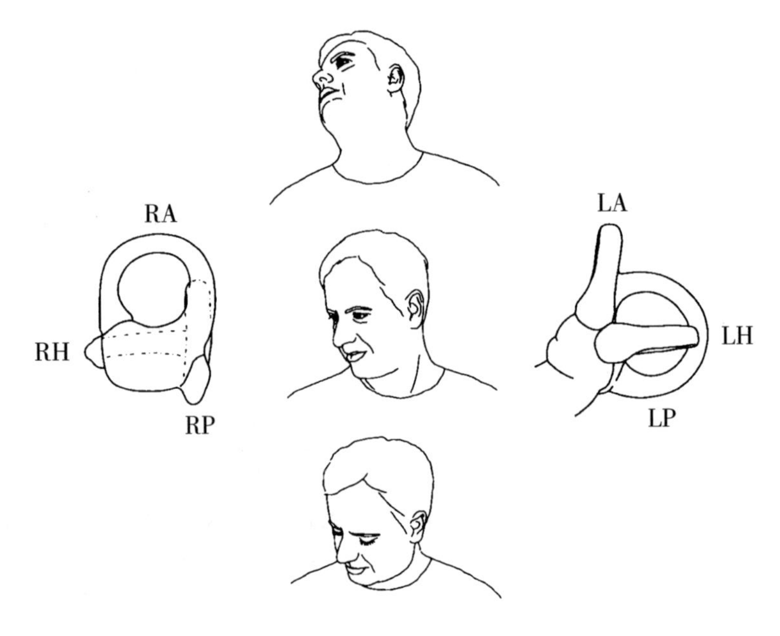

图 1.1　双侧半规管功能的配对示意图

斜转头动作时双侧半规管功能有配对作用。如，头向右转 45°做低头、仰头动作时，会被左侧前半规管（LA）和右侧后半规管（RP）感觉到。

半规管的激活机制请见图 1.2。每个半规管的一个端口与前庭（应为椭圆囊。——译者注）相通；另一个端口扩张呈壶腹状，称为壶腹，内含壶腹嵴（由支持细胞和感觉性神经细胞的上皮组织组成）。壶腹嵴中的毛细胞由一胶质膜所覆盖，名为壶腹帽。壶腹帽的偏斜，刺激毛细胞产生生物电活动和动作电位并沿前庭神经传入。壶腹帽的偏斜是由头部转动引起淋巴液流动的压力所致。如图 1.2 所示，头往左转时内淋巴液向反方向流去（惯性原理。——译者注），这一力量促使壶腹帽产生偏斜。

总之，中枢神经系统（CNS）正是根据来自不同半规管的传入信号，“判定”头部在哪个平面转动；根据被激活的前庭神经内的动作电位频率，CNS 能够感知转动的速度。内淋巴液冲击造成壶腹帽偏斜的幅度，决定了动作电位的强度。

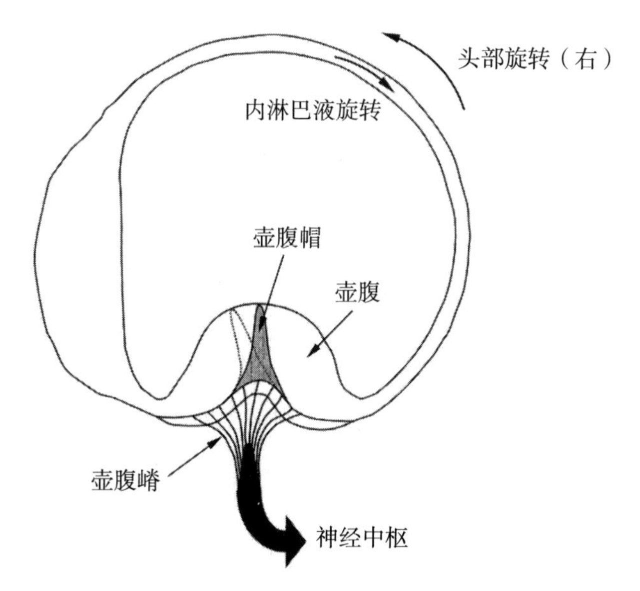

图 1.2　半规管被激活的示意图

当旋转头颅时，内淋巴液向反方向流动，内淋巴液的流动对壶腹帽产生了压力并激活感觉性上皮组织。当长时间旋转头颅时（＞30 秒），与头颅反方向运动的内淋巴液流动将停止，半规管受到的刺激也就被逐渐停止了。

前庭张力

前庭张力这一概念的临床意义很重要。之所以使用“张力”这一词的原因是，即使在没有任何转体情况下，半规管感觉神经也存在静息性或“持续性”的传入冲动。每个半规管都会对某个方向的运动刺激产生兴奋冲动（“正”向），而反方向的运动则产生抑制冲动（“反”向）。例如，头部在水平面上做向右加速运动（运动初期。——译者注）的结果（由于惯性作用。——译者注）是，右侧水平半规管产生兴奋冲动（“正”向），左侧水平半规管产生抑制冲动（“反”向）。正因为一侧神经冲动的增加和另一侧功能的减低，人们才会感觉到头部的转动。

临床实践中所见的下述现象正是基于上述机理所致：

a. 前庭张力的存在可以解释为什么单侧功能减退的患者，在没有任何头部运动时也会出现眩晕。这是因为 CNS 识别到双侧前庭的传入冲动有差别，引发头部存在转动的“假象”所致。

b. 即使单侧半规管功能永久丧失，患者的大脑也能感觉旋转运动。这是因为对侧的另一半规管仍能感知“正”“反”两个方向运动所产生的神经冲动。半规管的这种双向感知功能，是单侧前庭神经功能病变患者其前庭代偿功能的基础。

短暂性和持续性转体运动

半规管功能对短暂性和持续性转体运动具有重要的临床意义，现分别介绍如下：

短暂性转体运动

上述“正”、“反”方向性神经冲动间的关系并非完全对称。在“正向”加速运动时，半规管的传入冲动并没有达到饱和，前庭神经的电活动随旋转速度的增加而呈线性增加；在“反向”加速运动时，半规管的传入冲动却达到饱和，前庭神经的电活动减弱甚至可达到零。

上述生理现象的临床意义在于，当快速向病灶侧转体时，健侧相应半规管呈“负”性作用，这种角加速运动无法被病灶侧剩余的迷路真实地感知和传入，因此患者出现诸如头晕、不稳或振动性幻视等症状。

这一现象，同时解释了甩头试验的结果。简而言之，头往患侧快速旋转时，由于头转向患侧的迷路功能低下和前庭－眼球运动代偿功能不足，眼球慢相运动被眼球再注视性跳动所替代。这将在“前庭－眼球反射”中详细讲解。

持续性转体运动

内淋巴液的惯性造成了壶腹帽的偏斜。想想汤在碗里的情形，就能理解内淋巴液在半规管中的运动与壶腹脊偏斜的关系。如果突然移动碗，碗里面的汤并没有移动，但对碗而言汤却向相反方向移动了。内淋巴液在半规管内的这种类似的相对运动导致了壶腹帽的偏移。把盛有汤的碗放在转台上，刚开始转动时汤与碗的相对运动最为显著，随着转动的继续，汤和碗的运动就会逐渐趋于一致。壶腹帽的偏斜程度也是在加速运动的启动时刻最为明显，可见半规管对转速的变化比转速本身更为敏感。

正如上述碗和汤的例子，如果头部保持恒定的速度持续旋转，颅骨将会和内淋巴液按同速转动（即半规管和内淋巴液之间没有了相对运动）。在长时间旋转中，壶腹帽的偏移和前庭冲动的动态传入，都会逐渐减弱并在匀速旋转 15 ~ 20 秒后完全停止。如果此时停止身体旋转，内淋巴液因惯性作用却继续转动，而壶腹帽将出现反方向的偏斜。这就解释了当人们从旋转的木马上面下来或从山上滚落下来时，总觉得有旋转感的原因。这也就是前庭转椅试验“停止”时的反应基础。如让某人坐在办公转椅上，转动 20 ~ 30 秒后突然停止，此人会感到眩晕，仔细观察还可发现他的眼球在跳动（前庭性眼球震颤）。分别记录左右两个方向眼球震颤的持续时间，就会获得前庭对称性活动度的证据，这就是所有前庭试验的生理基础。

耳石器

耳石器能感受头部的线性加速运动。由于重力也具有线性加速特性，故耳石器同样可以感受因重力所致的头部偏斜。每侧耳石器均由椭圆囊和球囊组成（见图 1.3）。

耳石毛细胞对线性加速度敏感的原因：毛细胞的纤毛植入在耳石膜中，耳石膜是一种含有比重较大的钙盐颗粒（耳石）胶质膜。当头部直线加速运动开始时，由于耳石膜向相反方向的惯性（落后）运动，促使毛细胞（毛细胞的纤毛。——译者注）产生偏斜，从而引发传入性的动作电位。椭圆囊感受水平面的直线变速运动，球囊感受矢状面的直线变速运动。

正常人头部在各个平面和任何方向上既有线性变速又有呈角变速的运动，因而四个耳石器和六个半规管都能够感受到来自任何平面和方向上的头部复杂运动。但作者想提醒读者注意的是，常规前庭（半规

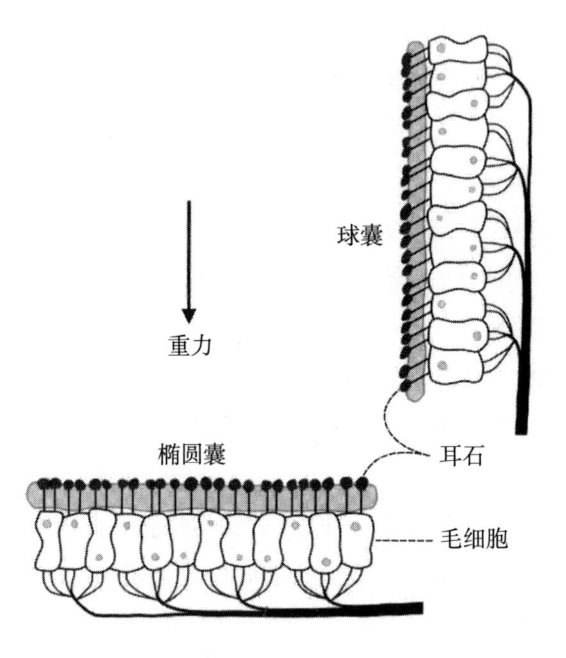

图 1.3　耳石器

请注意胶状质包涵着耳石（钙盐颗粒）。在正常的直立位置，椭圆囊位置接近水平位而球囊接近垂直位。在此位置上的重力作用（箭头示），主要促使球囊的毛细胞偏斜。当头进行向上直线加速运动时也会出现同样的结果。

管。——译者注）功能检查只集中于水平半规管（冷热试验和旋转试验），也就是说只涉及到 20% 前庭系统的功能检查！这就是为什么患有前庭症状的很多病人其前庭功能检查却被报告为正常的原因。

迷路的神经支配和血液供应

每个半规管和耳石器均有前庭神经末梢的支配（单神经）（图 1.4）。前庭神经分为上、下两支。前庭上神经接受来自前半规管、水平半规管和椭圆囊的神经纤维传输。前庭下神经接受来自后半规管和球囊的神经纤维传输。前庭神经在前庭神经节转换神经元后进入内听道，位于蜗神经后侧并与之共同组成前庭 - 耳蜗神经或第八脑神经。

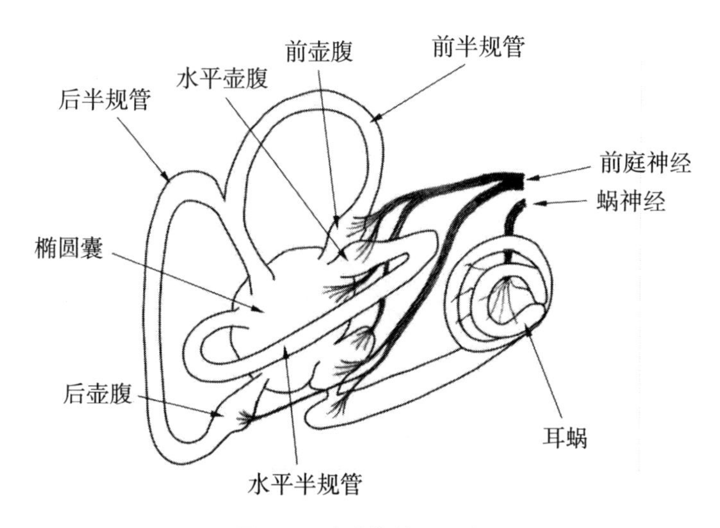

图 1.4　迷路的神经分布

图中显示前庭神经的上、下两个分支。

这一解剖特性可以解释一些临床现象。例如，病毒性前庭神经炎或神经元炎，通常只累及前庭上神经，冷热试验显示水平半规管的功能丧失；椭圆囊受累导致耳石膜变性，碳酸钙颗粒脱落至前庭（应为椭圆囊。——译者注）内，并由此进入后半规管，这些就是部分前庭神经炎患者继发位置性眩晕的原因（见图 5.1）。

供应内耳的内听动脉通常是来自小脑前下动脉，偶尔来自基底动脉。内听动脉的一个分支称为前庭前动脉，滋养前半规管、水平半规管和椭圆囊（与前庭神经上支支配的区域相同）（图 1.5）。内听动脉延续为耳蜗总动脉，后者分为两个终末支：（a）前庭 - 耳蜗动脉，滋养后半规管和球囊（与前庭神经下支支配的区域相同）以及耳蜗的基底部；（b）耳蜗主动脉，滋养耳蜗的其他大部分区域。

与机体的其他部位一样，神经的支配和血管的走行往往是一致的。因此，仅表现为急性前半规管的病变而无听力下降者，其病因既可以是前庭前动脉缺血的结果，也可以是前庭神经上支病变的结果（如前庭神经炎）。

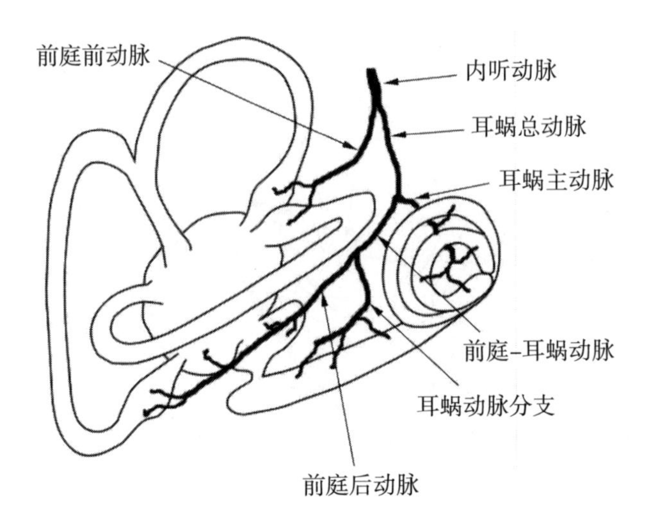

图 1.5　迷路的血液供应

内听动脉是小脑前下动脉的分支；前庭前动脉的血供与前庭神经上支支配的区域一致（见图 1.4），主要是滋养前半规管和水平半规管。

因为内听动脉属于小脑前下动脉的分支，因此也可解释“小脑前下动脉综合征”的单侧耳聋、半规管麻痹和小脑功能障碍的联合症状。根据已知的解剖学分析，由椎 - 基底动脉缺血或短暂性脑缺血发作（TIA）所造成的单纯反复性眩晕（即没有耳蜗、小脑、脑干或枕叶症状）的可能性应该是非常小的。基于这一解剖事实，临床医师应避免对没有伴随听觉或 CNS 症状的病人，草率地诊断“椎基底动脉供血不足”。

前庭的中枢传导通路

前庭的传入通路起始于位于颞骨的 Scarpa's 神经节（前庭神经节），前庭神经节的投射纤维终止于脑干内的前庭核二级神经元，这些神经元再发出轴突投射到：(a) 丘脑 - 大脑皮层；(b) 经内侧纵束（MLF）到动眼神经核（应为眼动神经核。——译者注）；(c) 脊髓；(d) 小脑；(e) 延髓自主神经中枢（图 1.6）。这种解剖结构，解释了前庭病变患者的各种临床表现：(a) 旋转性幻觉 (眩晕)；(b) 眼球震颤；(c) 倾倒；(d) 共济失调步态；(e) 恶心、呕吐及出汗等自主神经症状。

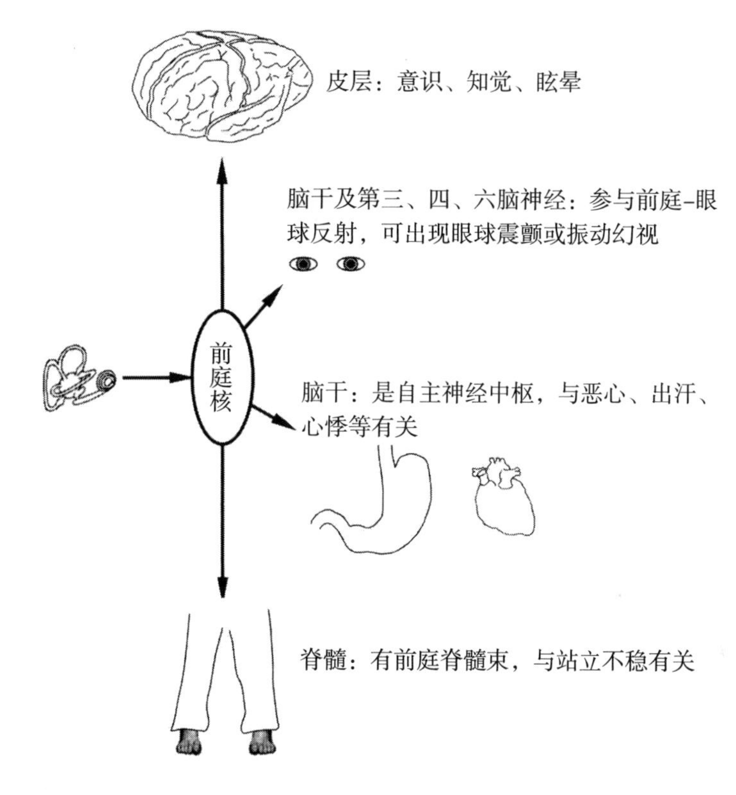

图 1.6　前庭神经的中枢投射

可以解释急性前庭病变的症状：眩晕 (皮层)、眼球震颤及振动幻视 (眼动神经)、不稳感 (前庭脊髓束) 和自主神经症状。

定位诊断

临床应用解剖主要涉及到两个方面：一是组织结构或神经传导通路本身的病变，另一是前庭神经通路邻近结构的病变。第一点容易理解，不同水平的前庭病变，从耳到皮层，都会产生头晕、眩晕或不稳感；第二点，我们需要熟悉其邻近的结构，这是定位诊断的基础。在颞骨内有螺旋器和蜗神经，出内听道后，前庭－耳蜗神经相邻的结构有第五、六、七脑神经。

前庭和耳蜗通路在桥脑与延髓的交界处进入脑干后不久就各自分离，分别进入前庭（内侧）核和耳蜗（外侧）核。这可以说明两个事实：

- 迷路、颞骨和脑干髓外病变常易伴发同侧听力障碍。
- 前庭中枢病变罕有听力障碍。不仅因为CNS内的前庭和耳蜗传导通路各自分开走行，而且听觉通路具有双侧交叉投射的特点。

从解剖看，脑干体积虽小但却包含许多与生命攸关的重要核团和神经通路。在各种结构拥挤的脑干中，前庭所占的区域却相当大（无疑是平衡控制功能进化增强的结果）。因此几乎所有脑干内的结构都是中枢前庭系统的"邻居"，这就解释了为什么脑干病变常会出现前庭的症状和体征，前庭通路邻近的脑神经结构病变常易引起复视（第三、四、六脑神经）、面部麻木（第五脑神经）或面瘫（第七脑神经）和吞咽或构音障碍（第九、十脑神经）（图1.7）。小脑与前庭系统功能间存在着紧密关系，也就解释了小脑病变为什么会出现眩晕症状。前庭中枢病变容易引起小脑性共济失调，这与前庭中枢和三个小脑脚相邻有关。

中枢性前庭病变容易并发小脑/脑神经症状，而相对较少出现偏身麻木和偏瘫等长束症状，系因皮质－脊髓（锥体）束、躯体－感觉（内侧丘系）束位于脑干的腹侧（前）面，而前庭通路位于脑干的背侧面和靠近第四脑室底部之故（如图1.7）。

在大脑皮质上，是否存在独立的前庭区尚有争论；相反，却存在多种空间定向感觉区，这就解释了为什么皮质病变很少出现眩晕。电刺激岛叶或其病变可诱发旋转性眩晕，而将其称为顶－岛－前庭皮质区（PIVC）。

A

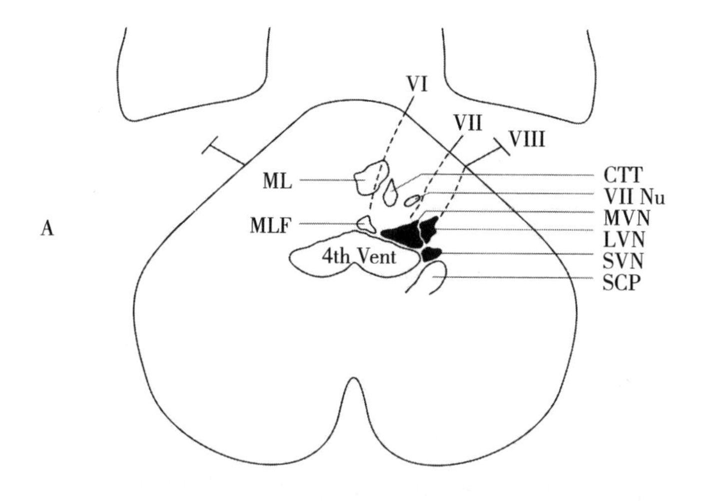

B

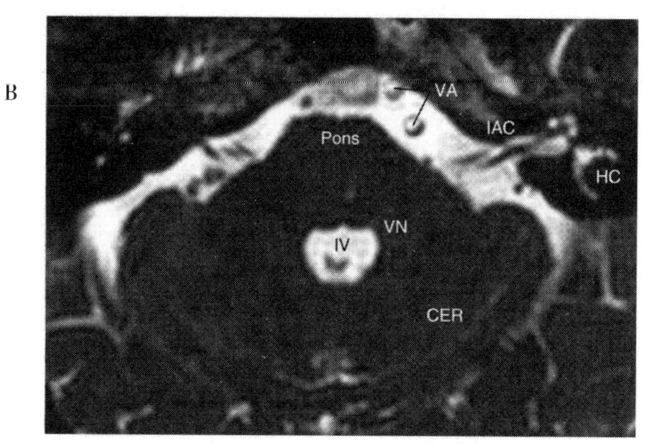

图 1.7　脑干内的前庭“邻居”结构（桥脑下端）

A 图：第四脑室（4th vent）底部的前庭神经核（VN）群：外侧核（LVN）、内侧核（MVN）和上核（SVN）。视觉症状，如复视，与第六（Ⅵ）脑神经和内侧丛束（MLF）有关；面瘫和面部麻木与第七（Ⅶ）、第五（图中未显示）脑神经有关；中央被盖束（CTT）与小脑上脚（SCP）病变及共济失调有关；内侧丘系（ML）负责传入对侧的躯体感觉，病变后可产生对侧半身麻木与针扎感。

B 图：该水平面的 MRI 平扫（CISS 序列）影像，显示了前庭、耳蜗和面神经的内听道（IAC）、椎动脉（VA）、水平半规管（HC）、前庭神经核（VN）、小脑（CER）和第四（IV）脑室等相关结构。

◆ 眼球运动

提要

- 我们认为眼球运动可分为两类：

  a. 稳定凝视（慢相运动）：前庭－眼球反射（VOR）和平滑跟踪运动。

  b. 转移凝视（快相运动）：扫视和眼震快相运动。

- 前庭－眼球反射的功能是维持头部运动中的眼睛稳定。头部运动中，如果视野中的物体也在晃动，提示 VOR 可能存在问题。
- VOR 抑制是眼球运动的一种跟踪调节机制。当你想要看清楚一个随其转动的物体时（如同你拐弯时盯着你的手表时），VOR 就开始受到抑制。
- 跟踪运动的目的是让人们能注视和看清外界缓慢移动的物体。
- 扫视运动是眼球的一种快速运动，目的是让人们能快速注视外界的不同物体。
- 实践经验：

  a. 周围性前庭病变可导致 VOR 异常，但其他眼球运动正常。

  b. 中枢性前庭病变可导致眼球跟踪运动、扫视运动和 VOR 抑制的异常，但 VOR 可正常或异常。

眼球运动检查是评估平衡障碍的一项最重要内容，其重要性仅次于病史。为此，必须了解它的生理基础，以利能更好地理解临床体征的意义。

眼球运动的目的是为了能较好地看清目标。眼动系统的进化，使人们在自我运动（前庭－眼球反射参与）或外界物体移动（平滑跟踪系统参与）中，均能保证眼球的稳定，这些稳定机制被称为慢相机制。相反，眼震的快相和扫视运动能使视线从一个物体快速地转移到另一个物体上（再注视），称为快相机制。这些将成为病变定位诊断的解剖和生理基础。

前庭－眼球反射

眩晕/头晕患者的诊断主要依靠临床表现，有时也需要实验室检查。前庭－眼球反射（VOR）是一个古老而又简单的反射，在耳和眼之间仅存在三个突触联系：一个位于第八脑神经和前庭神经核之间，另一个位于前庭神经核纤维和眼球运动神经核（第三、四或六脑神经）之间，第三个位于眼球运动神经核和眼外肌间的神经－肌肉突触处。这种简化了的神经元排列方式保证了快速而有效的耳与眼的信息传递。

前庭－眼球反射的功能是稳定头在运动中的眼睛位置。眼睛经常被比喻为一个照相机，为了能获得一张清晰的照片，人们需要竭力保持相机不要晃动，我们的头即使不停地运动却总能看清目标，因人类具有VOR而相机却没有之故。

VOR的机制是当头部运动时，双侧眼球会以相同速度进行反向运动。当人们盯着目标并同时以不同的速度上下摆动头部时，却依旧能够看清外界事物。此时半规管感觉到了头部运动并将其准确地转换成神经冲动，经中枢整合后的神经冲动反过来再驱动眼球以相应的速度进行运动。一侧前庭功能急性病变后，当头（鼻）转向患侧时的上述程序就会出现故障，眼球运动变慢，病人感觉视物模糊或“摇晃”（振动性幻视）。仔细检查可发现，快速向健侧转头时双眼球仍可准确地盯着目标，如向病侧（迷病侧路）快速转头时双眼先出现几个“捕捉性”的眼球跳动以后才能再次注视目标，这表明该侧水平半规管功能存在问题，也是临床上“甩头”试验的基础。

如果向双侧转头时病人均出现“捕捉性”的眼球跳动，几乎可以肯定他患有严重的双侧前庭病变。因此当他步行、跑步或骑车时，其所视的物体总是在晃动（振动性幻视）。临床上如何检测VOR，请详见图2.2、2.3。

VOR 的功能是头部在高频和快速运动中，能保证双眼稳定和视觉清晰。相反，跟踪与视动反射等眼球视动机制，只能在观测缓慢移动的视觉目标时发挥作用，并可通过下述简单试验予以证实。如，将一本书放置于距你面前约一臂远的地方，尽可能快速地左右转头和进行阅读，你应该能较好地看清书上的字体；如果保持头部不动，以类似的速度（频率和幅度）左右移动书本和进行阅读，你将无法看清书上的字体，因为你是通过追踪而非前庭－眼球注视系统功能之故。相对于神经元转换数量较少和信息传递速度较快的 VOR 而言，眼球视动系统本身存在突触联系过多和传递速度延缓等缺陷，因而在高频和高速运动中无法发挥稳定视觉的作用。

当头部做大幅运动（角度超过 45°）时，眼球的复位是由眼球快相运动完成的。连续慢相（眼球稳定）和快相（眼球复位）的交替出现，就会引发生理性前庭－眼球震颤。如果你现在站在房间中央转上二到三圈，你可精确地看清屋里所有的设施，这是因为 VOR 的慢相反射使你的眼球保持稳定和视力清晰，VOR 的快相让你的眼球能从一个注视目标切换到另一个注视目标。这种程序会制止眼球的过度偏转并为反射性的视觉跟踪机制提供基础。

眼球的快相复位是一种小而无意识的眼球跳动。在头部正常运动中，VOR 和视物眼动（跟踪、视动）间存在协同作用。但在很多情况下，它们之间确又存在冲突或拮抗，可参见下面的“VOR 抑制”内容。

VOR 抑制

设想你在一个拐角处转弯时，由于 VOR 对眼球的稳定功能，你能边走边看清周围的景象，但如果你想边走边看手表所显示的时间时，那将会发生什么情况呢？VOR 将促使你的眼球离开手表，由于一种抑制性 VOR 机制的存在，会使你的双眼紧盯着随你而转动的物品（见图 1.8）。

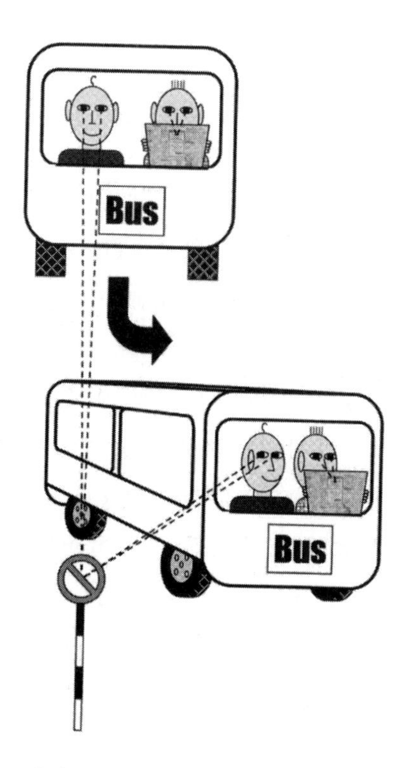

图 1.8　前庭－眼球反射（VOR）和 VOR 抑制

左侧的人在巴士平稳转弯时借助 VOR 看路标，右侧的人却可借助 VOR 抑制把他的眼睛始终集中在报纸上。

从生理和临床角度看，VOR 抑制和平滑跟踪机制非常相似但不全同，这很容易理解的。如果你想看清眼前的移动物体，比如一个网球，你可采用双眼随球移动（平滑跟踪）或同时移动你的眼睛和头部，后者实际上是抑制了你的 VOR 而让你的双眼死死盯住网球的结果。

实践中常常见到，当病灶影响到平滑跟踪功能时，VOR 抑制作用同时也受到损害，反之亦然。这对理解“平滑跟踪眼动和 VOR 抑制之间存在相似的生理基础”极有帮助。平滑跟踪眼动和 VOR 抑制均涉及到视力、视觉注意力、靶标选择和随意注视力，其异常基本上是由中枢神经系统病变所导致的，因为外周前庭病变一般不会造成平滑跟踪和 VOR 抑制的异常（检查方法参见图 2.4）。

平滑跟踪

平滑跟踪能保证双眼跟随视野内移动的目标而转动。如果移动物体占据较大视野面积时就可产生视动刺激（optokinetic stimulus）。在人类，平滑跟踪和视动刺激主要均由大脑皮层和小脑介导，所以刻意区分两者间的差异是没有实际意义的。而在动物中，特别是那些黄斑发育不良且没有平滑跟踪系统的动物，其视动系统的解剖基础位于脑干并对 VOR 起着辅助作用。人类的平滑跟踪、视动和 VOR 抑制的解剖基础是明显一致的，其功能间的差异也具有相同的意义。

如前所述，这些系统只对低频运动起作用，也就是说在低频率（<0.5Hz）和低速度（<50 度/秒）运动时才发挥最佳效率。就靶物最低速度而言，有一种说法认为靶物运动速率为 10 度/秒时与眼动速度匹配最佳，有时被定义为“单位增益”（眼动速度和目标速度间的比值）。当靶物运动速度增加而眼动速度跟不上时，可通过细微的眼球跳动即可追上目标，这是一个正常的过程。当平滑跟踪系统受损后主要由扫视来完成，此时的视觉追踪一点也不“平滑”，而呈跳跃或齿轮样的断续形式。

扫视与眼震快相

扫视乃是一种快速的再注视运动，速度可达 500 度/秒。扫视的速度与扫视的幅度呈正比，却不受意识所控制。扫视可呈多种类型，如应对意外声音或视觉目标的“自动化”扫视或反射性扫视；另一些是应对黑暗或应答命令而出现的主动性扫视（如向左、向右看等）。

扫视的神经传导联系如同平滑追踪一样的广泛。脑干网状结构中有两个扫视指挥中枢，一个是位于桥脑，负责水平扫视；另一个是位于中脑，负责垂直扫视。任一个扫视中枢的损害，都会引起扫视和眼震快相的相应变慢。

◆ 多种感觉的整合功能

提要

- 前庭代偿是一种自我适应的过程，能使急性前庭周围病变的症状和体征逐步消失。其代偿机制依赖于视觉、本体觉和前庭残留部分的传入冲动以及中枢神经系统的可塑性。
- 空间定向和姿势控制程序间存在相当多的重叠。本体觉、视觉和前庭系统在大脑皮层（感受）和脊髓（运动）不同水平发挥作用。
- 当一种感觉受损时，其他感觉将重新进行平衡，力图恢复人体对平衡的控制。

感觉信息的大量传入保证了人们的空间定位和平衡控制，其中本体觉、前庭觉和视觉系统尤为重要，任一系统遭受刺激时均能产生眼球运动和姿势反应。在正常情况下，这三个系统的感觉传入均同时起作用，并在神经通路的各个层面互相作用和互相影响。

感觉冲突

如图 1.9 显示的简单例子，当人们向一侧转头时，可同时从半规管、颈部本体感受器和视觉系统接受输入信息。传入的信息通常是一致的，如图所示，每个感觉通道都提示其头部是转向一侧的。正如在晕动病和前庭病变时所见到的疲倦和恶心等不适，至少部分原因是由所谓的“感觉冲突”所造成的。

在各种正常情况下都可引发感觉冲突，但一般多持续时间短暂，如上面曾介绍过的 VOR 抑制例子。特别是在行驶的公共汽车上读报时，前庭系统提醒大脑“你正在运动”，而眼睛只顾看报的视觉系统却并没有提醒大脑“你正在运动”（参见图 1.8）。

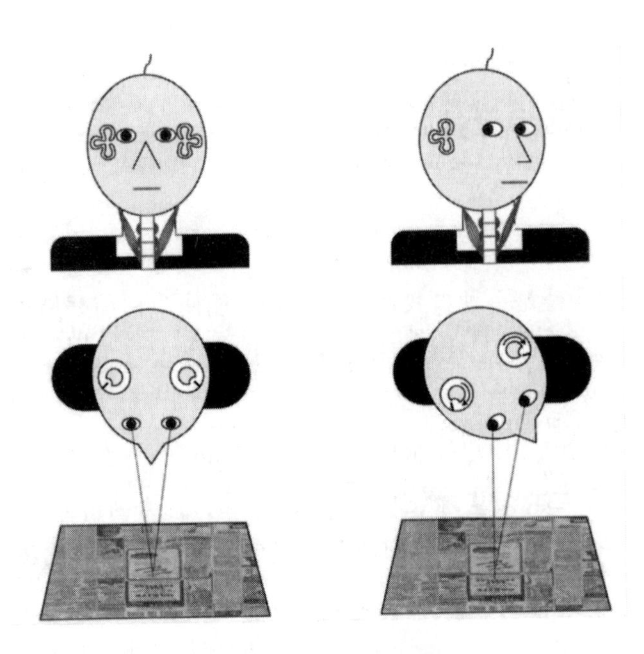

图 1.9　多种感觉整合

当人们阅读报纸时的转头，会刺激前庭系统、颈部肌肉、本体感受系统和视觉系统，所有传输的信息应是一致的。图 1.8 所示的例子中，那位看报纸的人正在经历着“感觉冲突”，因为前庭系统的信息提示头部在转动，而视觉系统却没有。

目前还不清楚为什么感觉冲突会引发恶心和呕吐。有人认为它可能是一个信号，提示“环境对你不对劲”，应“弃船登岸”。

前庭病变如急性单侧损伤后，也会出现感觉冲突。患者视觉和前庭传入信息的“互相不能匹配”，结果导致了旋转感。这可解释患者为什么喜欢闭眼。也有预期运动的结果与实际感觉之间的冲突，例如在正常情况下的转头会引起两侧迷路的传入神经冲动，当一侧迷路患病后该侧传入信息就会丢失，这是患者为什么喜欢保持头部不动的原因之一。

然而，患者的许多症状却不能由单一的感觉冲突所解释。例如，当人们站在轮船甲板上远眺地平线时，视觉 - 前庭运动传入中枢神经系统的过度信息却是一致的，但仍可引发晕动病，这可能与前庭性眩晕中的其他机制（过度刺激耳石。——译者注）有关。

前庭代偿

任何一种急性单侧前庭病变都会产生令人苦恼的眩晕、眼球震颤、恶心和平衡障碍。多数永久性和完全性急性前庭神经炎患者的症状可在病后几天开始改善，数周后甚至可基本恢复正常，患者的眼球震颤、侧倾消失，头部运动的耐受度可逐渐康复。这并非受损内耳功能的重新恢复，而是中枢前庭代偿的结果。这一过程乃是中枢神经系统适应性和可塑性的最佳例证，有赖于其他感觉的正常输入（对侧前庭觉、视觉和本体觉）和包括前庭神经核和小脑等许多中枢结构的整合功能。关于更高一级的机制，比如大脑皮层如何参与这一过程，目前尚知之甚少。

从临床角度看，必须认识到前庭代偿是一个主动的适应过程，康复训练能促进这一过程。其他感觉异常（多发性神经病、视力缺陷等）或中枢神经系统异常（老龄化、脑血管病等）以及过分的体力休息，均不利于外周性前庭病变的完全康复。

空间定位与姿势控制

尽管空间定位是一种感觉过程，姿势控制是一种运动过程，但二者具有许多的共同特点，即同样需有包括来自前庭觉、视觉和深感觉的感觉输入信息以及中枢的整合过程，只有感知的正确才有运动的正确！

下面的例子即可说明多种感觉整合在姿势与方向定位中的作用。假如你站在一辆轿车中并面对行车前方，当汽车向前加速，你看到物体向后移动，耳石系统感受到了直线性加速运动，你的本体感受系统也就受到相应的刺激（身体向后倾斜，引发小腿前侧肌肉的伸展刺激）。每一种传入信息将激活中枢神经系统的相应功能，例如大脑皮质的空间定位功能，以及下一级的反射系统和复杂的运动反应系统功能，使人在车辆加速运动中能保持直立体位。这很容易理解，因为每一个感觉通路的刺激均能引起定向障碍和平衡障碍已早被经验所证实，例如肌腱的振动或者眼前晃动的物体都会引发人们的运动感、定向障碍或躯体不稳感。

感觉加权

定向－姿势系统的一个重要特征是感觉加权，也就是任何时间内的每一种感觉输入的权重。最简单的例子是，睁闭眼对方位觉或平衡控制的权重有所区别，睁眼时视觉提供的感觉权重明显加大而闭眼时毫无。当前庭病变病人的前庭代偿功能出现时，经由视觉与本体觉传入信息的权重不断加大的机理毫无疑问地会有助于前庭功能的康复。当视觉传入一旦出现矛盾或不可靠时，在运动性视觉环境中，这种过多地依赖视觉传入（视觉依赖）将易引发定向障碍和平衡障碍。

当三种感觉传入都正常时，感觉的加权过程达到最佳状态。如果只有两个感觉传入系统正常，那么感觉加权将出现欠缺。如本体感觉缺陷的病人可睁眼直立，但在闭眼时却会出现倾倒（Romberg 试验的机理）。又如，本体感觉正常，双侧或单侧前庭严重受损病人在睁眼情况下可完全正常行走，但当病人同时患有多发性神经病或者闭眼站在海绵垫上时就会出现倾倒。务请切记，老龄人的三种感觉器官和中枢整合结构功能虽然完整，但因其功能退化而常易出现平衡障碍。

第二章　眩晕和头晕的症状及检查

毫无疑问，病史采集是眩晕和头晕患者诊断中最重要的组成部分。可靠的病史能使三分之二的眩晕/头晕病人得到正确的归类，而其余三分之一患者，大多数也可通过床旁检查明确诊断。辅助检查虽可提供诊断佐证，但罕有确诊价值。有关眩晕/头晕的症状、体征以及在诊断过程中涉及到的有关辅助检查项目可分别参见表2.1～2.3。

◆ 临床症状

引起眩晕/头晕的大多数疾病，诸如，良性阵发性位置性眩晕（BPPV）、前庭神经炎、偏头痛性眩晕、梅尼埃病、椎－基底动脉短暂性缺血发作（TIA）或晕厥发作等，均具有特异性症状。本书在相应的章节中将对以上疾病进行详细叙述。本章主要介绍常见疾病的常见症状以及鉴别方法。

眩晕

眩晕是一种运动性错觉（应为幻觉。——译者注）。如常见的旋转性眩晕或“真性”眩晕，多提示半规管或中枢神经通路病变。眩晕病人有明显的自身或外界旋转感，当病人确实看到外物旋转时，很可能伴有眼球震颤。尽管有些医师认为病人所描述的颅内旋转感没有临床价值，但作者观察到许多患有真性前庭疾病（如BPPV）的患者确有这类眩晕感觉。“真性”眩晕患者常伴有平衡障碍、步态不稳（或偏斜）、恶心和呕吐等其他症状。

头晕

头晕或头昏等其他的一些相关感受，不论对患者或医师来说都很难精确定义。患者常用头重脚轻感、倾倒感、摇晃感以及踩棉花样感来进行描述。以上症状可见于前庭系统疾患，尤其是非急性期病变，也可见于一些内科疾病（如贫血、低血糖、心脏病）或心理障碍性疾病。要求病人将其症状比喻成日常生活中所经历的事件对诊断很有助益。病人常会将“真性”眩晕描述为像酒醉、坐旋转木马、在海上行船或者晕车样的某种感受。这种不确切描述的头晕可能成为急性前庭发作至完全康复间的一种过渡性症状。

对所有头晕或眩晕患者的症状表现形式、持续时间、诱发因素和伴随症状等的明确，对诊断是至关重要的（表 2.1）。下文中提到的所有疾病都可在相关章节中找到详细的描述。

表 2.1　眩晕/头晕的各种症状特点

特　征	可能的诊断
表现形式	
旋转性眩晕	急性前庭性疾病（中枢或外周）
位置性眩晕	良性阵发性位置性眩晕（BPPV）、偏头痛性眩晕、中枢性位置性眩晕
平衡不稳感	双侧前庭功能障碍，神经系统疾病（例如，多发性神经病、脊髓病、正压性脑积水、大脑血管病、小脑疾病）
非特异性头晕	直立性低血压、药物性原因、心理因素

续表

特　征	可能的诊断
发作的持续时间	
数秒钟	前庭性眩晕、心律失常、BPPV
几分钟	TIA、惊恐发作、偏头痛性眩晕
20 分钟至数小时	梅尼埃病、偏头痛性眩晕
数天至数周	前庭神经炎、脑干/小脑卒中或脱髓鞘、偏头痛性眩晕
持续性	神经系统疾病、双侧前庭功能减退、慢性中毒、心因性
诱发因素	
头位改变	BPPV、其他位置性眩晕
月经、睡眠不良	偏头痛性眩晕
移动的视觉图案	视觉性眩晕
电梯或其他密闭空间、人群拥挤、高空或室外环境	惊恐发作
大声喊、瓦氏动作	淋巴瘘综合征
站立	直立性低血压
伴随症状	
畏光、头痛或视觉先兆	偏头痛性眩晕
听力下降、耳鸣、耳胀满感	梅尼埃病、自身免疫性内耳疾病、听神经瘤
黑矇、晕厥	血管迷走反射病变、直立性低血压、心律失常
结膜充血、皮疹、肾脏疾病、关节炎	自身免疫性内耳疾病
心悸、气短、震颤、胡思乱想、惊恐	焦虑性疾病
复视、构音障碍、麻木、瘫痪、意识障碍	后颅窝病变（包括缺血）、基底动脉性偏头痛

TIA：短暂性脑缺血发作

表 2.2　眩晕/头晕患者的床旁检查

检　查	意　义
自发性眼球震颤	外周性或中枢性前庭疾病 外周性：眼震特点是水平 - 旋转、非注视性增强 中枢性：眼震表现是任何方向（上、下、旋转、水平）
VOR 检查（甩头试验）	可发现多数外周性前庭病变（即 >60%）
眼球运动（跟踪、扫视、VOR 抑制）	异常时提示中枢性损伤
位置试验	确诊 BPPV（极罕见于后颅窝病变）
Romberg 征检查*	
正常	见于大多数头晕病人
向一侧倾倒	急性前庭病变
睁眼时摇晃	急性小脑/脑干病变
闭眼后摇晃	脊髓后索病变/周围神经病
步态异常	小脑性、帕金森病性、痉挛性、失用性等神经系统疾病
闭眼踏步或 Unterberger 试验**	外周性前庭损伤时向患侧偏斜
对推、拉试验的姿势反应	帕金森综合征

*译者注：受检者面对检查者，闭目直立和双足靠拢至少 15 秒钟，然后让受检者分别依次向左或右转体 90、180、270 和 360 度，重复检查。受检者的身体向一侧大幅度摇晃、倾斜和倾倒者为阳性。如为前庭病变，不论受试者所处的方位如何，恒定地倒向功能低下侧。

**译者注：受检者面对检查者，双足并拢、上臂向前平举、闭目、屈膝抬高大腿至水平位，做正常步行速度的原地踏步（每分钟 110 次），50 次后停止。正常人只有身体的轻微摇晃或向一侧 10～15 度的偏转。受检者身体出现大幅度摇晃或偏转度大于 15 度者为阳性。如为前庭病变，恒定地向功能低下侧偏转。

表 2.3　眩晕/头晕患者的辅助检查

检　查	意　义
纯音测听力	梅尼埃病的基本检查（常为低频率缺失） 听神经瘤的危险信号 大多数其他前庭疾病患者表现正常
脑干听觉诱发电位（BAEP）	常用于一侧听力减退的听神经瘤病人筛选
冷热试验和旋转试验	冷热试验：一侧缺失，常见于外周性前庭疾病优势偏向，提示双侧前庭功能不对称性，但无特异性
眼球运动电图/视频眼球运动电图	有助于辨别中枢性病变，但绝不能取代眼球运动的体格检查！
MRI 应用指征： 中枢性症状/体征 非典型的位置性眼震 单侧进展性感音神经性聋	适用于后颅窝病变（MRI 优于 CT）

MRI：核磁共振成像
CT：计算机 X 射线断层扫描成像

眩晕/头晕的表现形式

接诊眩晕/头晕患者时，首先应尽量确定其属于何种表现：（a）单发性急性眩晕发作；（b）复发性或发作性眩晕；（c）慢性不稳感或头晕感。单发性眩晕发作的最常见原因为前庭神经炎，其次还有创伤性或血管（外周或中枢）性原因。复发性眩晕的最常见原因为偏头痛，其他还有梅尼埃病、前庭阵发症、椎－基底动脉 TIA 和发作性共济失调等原因。位置性眩晕最常见的原因是 BPPV，有时也可见于偏头痛性眩晕，少数情况见于后颅窝病变。不稳感可由双侧前庭功能缺损引起，但更多的时候与神经系统疾病有关，如小脑疾病、帕金森综合征、脊髓病、周围神经病或脑部小血管病。非特异性头晕的常见病因包括内科系统疾病、慢性药物中毒、前庭功能轻度障碍或心因性疾病等。

眩晕/头晕的持续时间

BPPV 眩晕为数秒，偏头痛性眩晕和梅尼埃病为数小时，前庭神经炎为数天。准确判断患者旋转感的持续时间很重要，因为患者往往将眩晕发作后的不适（乏力、恶心）也包括到眩晕的持续时间之内，应加以注意。

眩晕/头晕的诱发因素

在所有的诱发因素中，头位的变化是最常见的，但某些头位变化却更具有意义！有如下的说法：（1）想得到新的头位就必须移动头部；（2）前庭的作用是感受头部运动。因此，前庭疾病患者的任何头位改变，都会加重症状。从中可得出下面两点启示：首先，由头部活动造成头晕加重的病因多为前庭源性的；其次，也是更重要的一点，位置性眩晕并非仅仅是由头部运动引起的结果。

一些特异情况对位置性眩晕，尤其对 BPPV（良性阵发性位置性眩晕）的诊断很有帮助，这些情况都与头部受重力向量的变化有关，比如从卧位站起时所引发的眩晕或头晕。BPPV 最有效的诱发方法是让患者躺下并在床上进行翻身（图 2.1）。直立性低血压性头晕的诱发主要发生于由坐位变为立位时，而不是躺下和在床上进行翻身之时，因为从坐位变为站位时头部的重力向量并没有改变。

眩晕/头晕常被误判为一些原本就模糊的疾病，如“椎 - 基底动脉供血不足”或“颈性眩晕”。这一问题将在第五章内进行讨论。目前我们只需考虑刚提过的那两句话：想得到新的头部位置就必须移动头部，前庭的功能是感受头部运动的。同时还应加上第三句，即，大多数头部运动都伴随有颈部运动，颈部运动会加重前庭疾病症状。事实上，多数

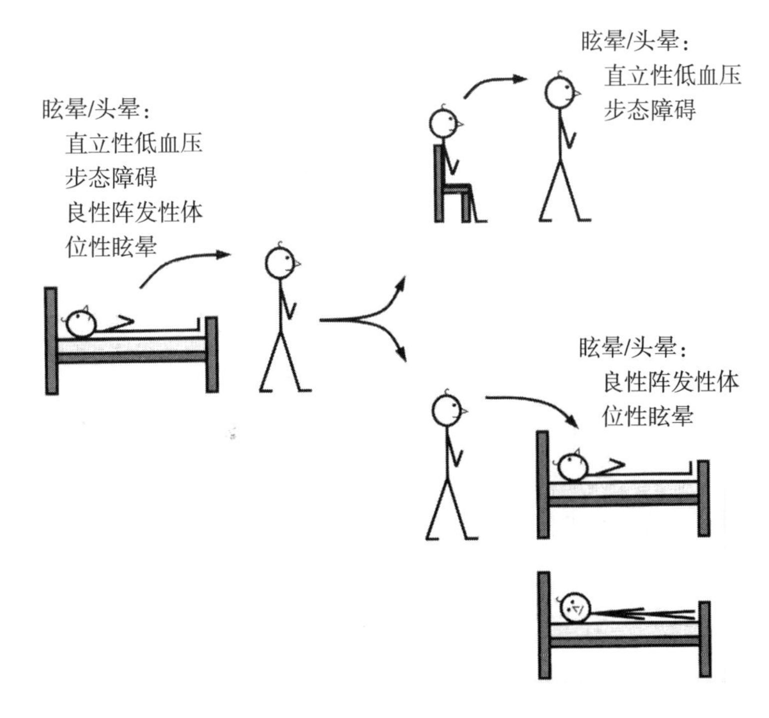

图 2.1　起立后出现的眩晕/头晕

起立后出现的眩晕或头晕，可由直立性低血压、步态障碍或 BPPV 所致。如果头晕出现在由坐位变为站立位时（图右上方），提示直立性低血压或步态障碍的可能性远大于 BPPV，因为此时头部所受的重力作用并没有发生改变。相反，躺下或翻身引起的眩晕通常见于 BPPV（图右下方）。

所谓的“椎－基底动脉供血不足”或“颈性眩晕”是由前庭病变所致，也包括 BPPV 在内。

其他少见而具有特异的诱发因素，如大声喊和瓦氏动作可诱发上半规管破裂综合征的前庭症状，包括侧方倾倒和振动性幻觉。伴有急性眩晕和单侧性耳聋的外淋巴瘘，可继发于头部创伤或用力过猛的瓦氏动作（例如提升重物或剧烈咳嗽）。饮酒或运动也可诱发间歇性或阵发性共济失调病人的眩晕发作。

另有其他常见但并非特异的诱发因素。如一些慢性头晕患者，当处于重复变动的视觉图案或视动环境中，会加重或诱发头晕（“视觉性眩晕”）。一些具有心理障碍的患者，置身于某些社会场境或特定环境（电梯、小屋子、飞机）时，可诱发惊恐和头晕。

伴随症状

不稳感

眩晕发作时患者一定会感觉躯体不稳。急性重症发作期病人会不自主地向一侧倾倒，如见于站立时发作的 BPPV（如往晾衣绳上挂衣服）、前庭神经炎发作的第一天、梅尼埃病的发作期和延髓背外侧（Wallenberg）综合征等病人。这种身体的倾倒通常是由前庭器或前庭核活动减退所引起，但应记注 BPPV 和梅尼埃病发作的初始期却表现为前庭功能活跃而并非减退。

在单侧周围前庭疾病的慢性期，多数患者都有不稳感。多数患者承认这只是一种主观感觉，其家人、朋友和同事却并没有发现其躯体不稳的客观现象。

当双侧前庭功能全部丧失或大部分丧失时，患者感觉步态不稳，特别是在不平整的路面或暗处行走时更加严重（注意：双侧前庭功能减退可呈隐匿起病，故遇到无法解释的步态不稳时，应询问患者在暗处行走时的感受和有无行走中的振动性幻视）。

非前庭性神经系统病变所致步态障碍的患者多可出现不稳感，有时轻微的绊脚就会导致跌倒，由于这些病变存在一定的伴发症状和体征，因而对神经科医师来说较为熟悉和易于确诊，对耳科医师却有一定难度。除小脑病变外，小脑－前庭间的互相作用也可导致眩晕或头晕，大多数病人认为“他并不头晕”而是“腿出了问题”。因此，应针对性地询问病人有无腿软无力、沉重、迟钝麻木或“针刺样”等感觉。

听觉症状

应特别注意，引起眩晕的很多常见病并不出现听觉症状（如，BPPV、前庭神经炎、偏头痛性眩晕），有助于诊断的听觉症状在临床实践中并不常见。由于诊疗模式的原因，耳鼻喉科较神经科更加重视患者的听觉症状。

对急性单侧耳聋和首次眩晕发作的来诊病人，医师应高度重视。重症的外周特发性突聋病人可出现眩晕，也可见于病毒性（如腮腺炎病毒）或病原学不明的迷路炎。经过治疗，若症状无法有效控制，必然会引起瘘管，此时需要休息、观察病情变化或者手术探查。上述急症患者的听力丧失是急诊治疗的重点。相反，后循环的脑卒中病变，特别是小脑前下动脉综合征有可能会危及生命。这些血管病变会出现特异的脑干症状（复视、共济失调和麻木），但这些症状常被眩晕和耳聋所掩盖，应通过积极的询问去发现。

许多梅尼埃病患者都出现波动性的耳胀满感、耳鸣和听觉减退。椎-基底动脉 TIA 发作的病人可能出现耳鸣或听觉障碍并伴随有其他脑干症状。惧声和畏光有助于诊断偏头痛性眩晕。尽管听神经瘤（或其他肿瘤）通常不引起眩晕或摇晃感，但对单侧进展性耳鸣和耳聋病人，应注意进行针对性的检查。

轻微的或与年龄相关的听觉症状在一般人群中十分常见。当病人描述“我的妻子/丈夫说我把电视机的声音开得太大”，或“当我安静地躺在床上时我的耳朵里会发出嘶嘶声”时，听力学检查往往不具有启示作用（却具有安慰作用）。对具有眩晕和轻微听觉症状的病人，往往会被医师疑为梅尼埃病，在完善进一步的检查之前，医师应当避免对此类病人做出这样的诊断。我们应对病人更多地说“不，你没有患梅尼埃病”，而不是说“你所患的是梅尼埃病”。

不常见的症状

平衡障碍

患者无论在主观上的自我感觉还是客观上显示躯体不稳，但没有头晕、眩晕或者昏厥前的感觉，通常称为平衡障碍。当问及“你的头部或腿部是否有毛病?”时，患者的回答往往是后者，并陈述坐位时不出现平衡症状。这类患者常因多发性神经炎，脊髓、脑干、小脑、大脑等周围或中枢神经系统病变，或脑积水、帕金森综合征等其他运动障碍，引起腿部肌无力、肌肉僵硬、麻木、迟钝、颤抖以及运动不协调等，导致步态异常和平衡障碍。病人可能会出现摔倒，这种由神经系统病变所致平衡障碍的发生率比前庭系统病变更为常见。神经系统和神经耳科学查体（特别是眼球运动和步态）通常会查明这种非外周性前庭性疾病，将在第七章中进行详细描述。如果患者的步态（包括 Romberg 征和踵趾步态）和眼球运动检查均正常，其平衡障碍很可能不是由神经系统病变所致。意识丧失所致倾倒和猝倒发作也将在第七章中予以介绍。

振动幻觉

振动幻觉乃是一种视幻觉，是指主观感觉外界景象在移动或摆动的一种感觉。必须指出的是，如果视觉景象出现旋转则称为眩晕（或“客观性眩晕”以区别自身旋转感或“主观性眩晕”；在德语国家，主观眩晕可能被称为振动性幻觉。）。

双侧前庭功能严重障碍者（如脑膜炎后遗损害或庆大霉素中毒性耳聋）在活动、行走、跑步或骑车时，均会出现振动性幻觉。这是由于特异性前庭－眼球反射（VOR）功能出现障碍，头动时视觉图像不能被稳定之故。多种眼球震颤也可造成振动性幻觉，但与患者的活动无关。从根本上讲，只要视网膜成像不稳定，就会产生振动性幻觉，系由眼球运动过度（如眼球震颤）或不足（VOR 缺失）所致。

询问病人有否振动幻觉是很有意义的，特别是对具有视觉闪烁和模糊的病人更为重要。通过常规询问病人有无复视或视物不稳，就很容易判断病人的表现是复视还是振动性幻觉。如为振动性幻觉，其首要问题是急需判明其出现的时间（表 2.4），如与病人的运动有关基本上可确定为前庭－眼球反射功能障碍所致（见视频 02.01）；如在某一特定头位发生，很可能为位置性眼球震颤（见视频 02.20）。作者的一位病人，当其仰卧位看书时，书上一行行的文字都在向上跳动而无法看清，检查中发现，患者有对位置敏感的垂直向上的眼球震颤。如果振动性幻觉持续存在，病人可能存在后天性的神经源性眼球震颤（如垂直向下的眼球震颤，见视频07.03）或眼肌阵挛（如斜视性眼肌阵挛）。如果病人的振动性幻觉是阵发性的——通常强度很大但只持续几秒钟——则很有可能为前庭性的。阵发性眼球震颤（通常继发于脑干血管病）或随意性眼球震颤，后者的本质上是一种心因性转换障碍，通常以快速阵发的眼球水平阵挛为其特征。

表2.4　振动幻觉的诊断

出现于头部运动中	VOR消失：双侧前庭功能减退（如，耳毒性、脑膜炎后、特发性）
由头部运动诱发	中枢性位置性眼球震颤：脑干-小脑疾病（如向下的位置性眼球震颤）
静止中出现（与运动无明显关联）	
阵发性	声音诱发：Tullio现象（上半规管破裂） 前庭发作：前庭阵发症 前庭神经核病变 眼球扑动 细微扑动（microflutter） 随意性眼球震颤 单眼性：上斜肌肌纤维抽搐
持续性	脑干或小脑损伤引起的眼球震颤（如，获得性钟摆样眼球震颤，垂直向上、向下及旋转性眼球震颤） 假性眼球震颤（头部震颤伴VOR消失）

VOR：前庭-眼球反射

脑干症状

有无脑干和小脑症状，是判断眩晕或平衡障碍是否由椎－基底动脉卒中、TIA、多发性硬化或后颅窝肿瘤所致的重要依据。这些症状包括复视、口齿不清、肢体或步态共济失调、吞咽困难以及面部麻木或面瘫。其发病形式和症状表现与疾病直接相关：TIA 为阵发性，多发性硬化是复发－缓解性，肿瘤为缓慢进展性，脑卒中却发病急骤。尽管这些症状和体征不太可能与前庭周围性疾病相混淆，但第八脑神经根的颅内部分、前庭神经核或小脑的急性小灶性损伤却可酷似前庭神经炎的表现。前庭神经炎病人出现眼球震颤和侧方倾倒是在意料之中的事情，如果眼球运动检查（见后述）不太正常或疑有其他病因（面部麻木、心房纤维颤动），影像学检查就显得十分必要了。

对脑干损伤病人进行详细的问诊和检查，对病变的定位、诊断、预后判断和随访均具有重要意义，这里不再逐一赘述，因本书主要是讨论头晕和眩晕的诊断和治疗问题。

意识丧失

除发生血液动力学异常外，眩晕/头晕病人罕有出现意识丧失者。有些患者常诉说头晕或眩晕，但仔细询问病史，发现患者实因心律失常、血管迷走神经反射过强或自主神经系统病变引起的直立性低血压性晕厥所致。因而需要询问病人是否有心脏病史，有无心悸或胸闷等心脏疾病症状。颈动脉窦过敏病人，可在颈部转动或颈动脉窦受压时出现昏倒。此类患者应先行心脏病学而不是神经耳科学检查。但务请注意，心脏病和前庭病是临床上很常见的疾病，且许多病人往往可同时患有这两种疾病。

血管迷走神经反射性和直立性低血压性晕厥发作时，伴随出汗、身体发冷或发热感、双手湿冷、双侧耳鸣和黑矇等症状，发病时患者面色苍白。由于脑部血液灌注的恢复，病人会在跌倒后数秒内恢复意识。经过多次反复发作，许多病人都能找到诱发因素，并可通过平躺或坐着垂头至两腿间等方式避免发作。诱发因素包括置身于闷热不通风的房间、心理诱发因素（如看到血）、轻微疼痛、直立速度过快或时间过长等。很多病人只出现头晕以及以上所述的多种伴随症状，并不晕倒。即使进行了常规的自主神经功能检查，有时也很难对这些晕厥前综合征做出诊断。因此，医师应详细询问其诱发因素、既往晕厥发作史以及平卧是否有助于缓解症状等病史。

糖尿病患者的药物治疗和罕见的胰岛素分泌瘤所致的低血糖可引发患者头晕和意识丧失，因而大多数糖尿病患者提前适当进食即可防止此类意识丧失的发生。许多真正意识丧失的患者应送往医院进行急诊治疗并测量血糖，如对结果有怀疑则应复查血糖。

前庭性癫痫并没有明确的定义。从 Penfield 先生对清醒病人皮质直接电刺激的研究中，得知颞叶的激活可诱发旋转性眩晕。有个别报道称，颞叶皮质急性血管病也可引起眩晕发作。癫痫病人的先兆也可能表现为眩晕发作，但不伴有其他癫痫表现的反复发作性眩晕就不太可能是癫痫性眩晕。前庭发作或前庭阵发症（见第四章）是指由前庭神经或前庭神经核受刺激所引发的眩晕和/或振动性幻觉的短暂发作，通常是不会出现意识丧失的。

最后，在前庭神经炎的急性期或梅尼埃病的发作期，有些病人偶尔会认为他们发生了意识丧失。但我们很难精确地判断在那种情况下究竟发生了什么，也可能是由惊慌、呕吐后的脱水或病人具有晕厥倾向体质等原因综合所致的结果。如果存在目击者，他们通常会发现与病人的交流是存在的，这表明病人当时的意识并没有完全丧失。

◆ 临床检查的要点

很多不同领域的专家和全科医师都会遇到头晕病人，医师之间的检查重点会不可避免地存在某些差异。一些专家会着重考虑病人的症状是否为耳源性、脑源性或心源性。这些想法虽然是正确的，但主管医师应当心里清楚这并不完全可靠，因为头晕病人的常规耳鼻喉病学、神经病学或心脏病学的检查结果通常是阴性的。想要全面掌握病人的情况，全科医师、老年病科医师、神经科医师或耳鼻喉科医师应当跨专业交流，全面分析症状。

要求头晕患者进行全面的心脏病学、神经病学和耳鼻喉学检查是很容易做到的，但实际的阳性检出率很低，确有过度医疗之嫌。故应针对特异性症状进行针对性的检查，例如，出现胸痛、心悸、昏倒感或直立晕厥的病人应当检查心血管，测量三种体位的血压；出现耳胀满感、耳疼痛、耳分泌物、耳鸣及听觉障碍者应行耳科学检查；出现脑干症状或肢体瘫痪、笨拙及麻木者需进行神经病学检查。这些原则也适用于由内科疾病所引发的头晕，包括血糖、血沉、血细胞计数、肝功能和血脂等常规检查。对病情仍有疑问或有明确的检查指征时，适当听取相关专科医师的意见是必要的。

假如病史中没有明确的特异性指征，甚至连一个指征都不存在时，需要考虑是否为中枢性眩晕或外周性眩晕（注意：耳鼻喉科医师认为第八脑神经是中枢性的而神经科医师则认为是外周性的）。实践体会是，无脑干症状且眼球运动正常的病人不太可能患有中枢神经系统疾病，具有明确脑干或肢体症状的病人则是由中枢神经系统疾病所致。眼球运动异常的病人即使病史提示为外周性眩晕，实际上却很有可能是中枢性眩晕（注意：我们这里所说的眼球运动异常并非指外周性前庭眼球震颤，也并非是眼震电图描记得到的模糊结果）。因此，眼球运动检查是诊断眩晕的一个关键步骤。

◆ 眼球运动的检查

即使已经具备了前庭检查器械，医师也不能忽略眼球运动的体格检查。作为例行工作，眼球运动检查的时间不应超过 3 ~ 4 分钟。眼球运动是由特定系统所控制的，检查内容应包括自发性和注视诱发性眼震、眼球辐辏运动、跟踪眼动、扫视眼动和前庭性眼动（视频

02. 01～02. 27）等部分。位置性眼球震颤的检查是头晕病人检查中非常重要的部分，将分别在本章和第五章中进行介绍。

眼球震颤——最先需要做的检查

直视性眼球震颤（自发性眼震）

要求病人注视正前方的一个静止物体。该物体必须清晰可见，换言之，它不能太小或距离老花眼患者太近。询问病人是否能看清物体（如手指、钢笔），尤其是当摘掉眼镜时的情况，更是如此。仔细观察病人有否出现眼震，必要时用手指撑开患者的眼睑（帮助病人睁开双眼的方法见图 5.1 及本章中的若干视频）。如出现眼球震颤，需记录其类型：是出现具有快相和慢相的跳跃式眼球震颤，还是仅有慢相的齿轮状眼球震颤或钟摆样眼球震颤，或仅有快相的眼球震颤（又称眼扑动或眼阵挛。——译者注），以及扫视性眼球震颤。同时还要注意眼震出现的方向：水平、垂直、扭转（旋转）或混合型。

凝视诱发性眼球震颤

将视靶从病人双眼正前方向左、右、上、下等方向分别偏移 30 度（在距离双眼 30 厘米处，30 度的偏移相当于三个手掌或 12 个手指并拢的宽度）（见视频 02. 02 和 02. 03）。如果视靶偏离太远，由于患者鼻子较高（白种人的解剖特点。——译者注）会阻挡内收眼的视线，很多正常人也会出现眼球震颤。视靶在每个位置上需停留数秒钟，如有必要还可延长停留时间。注意观察眼球震颤出现的方向和类型。当然眼球震颤的振幅也非常重要：许多大振幅凝视诱发性眼球震颤被称为凝视麻痹性眼震，因为患者无法凝视偏移的目标（见视频 02. 22），这一现象往往由同侧的脑干或小脑病变所引起，并可由其他 CNS 症状或体征所证实。相反，外周前庭性疾病只引发细微的水平性眼球震颤，直视眼位时振幅可有增大和增强（Ⅱ度眼球震颤）。

结合眩晕的表现，本书将在不同章节中讨论眼球震颤的种类和意义

（第三至七章）。需要说明的是，外周前庭系统的自发性眼球震颤仅呈单侧水平性（或包含小的扭转成分）。眩晕发作的急性期，眼震可见于直视眼位（Ⅱ度），如果病情改善，眼震只在向快相侧注视时方能检出（Ⅰ度）（见视频03.01）。这些眼震也可见于中枢性病变，但此时常可出现其他脑干症状、体征或眼球运动异常。直立头位所出现的其他类型眼震（即多类型和多方向性眼震）多由中枢病变所致（常见的病理性眼震见表2.5）。

表2.5　病理性眼球震颤的常见类型和病因

眼震类型	临床意义
自发性眼震	
水平性（±扭转性）伴发眩晕	急性单侧周围性前庭疾病
水平钟摆样或跳动但无眩晕或振动幻觉	先天性眼震
伴振动幻觉的任一方向的摆动但无眩晕	获得性摆动性眼震（晚期多发性硬化、脑干血管病变）
单纯旋转（扭转）	前庭神经核病变
垂直向上	中线脑干病变
垂直向下	双侧小脑尾侧病变
凝视诱发性眼震	
发生于凝视的各个方向	小脑或脑干凝视诱发性（凝视麻痹）眼震
仅在一侧水平方向	亚急性外周前庭病变（Ⅰ度眼震）或单侧小脑病变
水平摆动或跳动但无振动性幻视	先天性，直视时减弱
一侧眼外展时发生水平眼震伴对侧眼内收不能	中线脑干病变引起的核间性眼肌麻痹

续表

眼震类型	临床意义
位置性眼震	
扭转性（±垂直向上成份），发作短暂	后半规管 BPPV
头侧转向左或右，均出现短暂的水平向地性眼震	水平半规管 BPPV
头侧转向左或右，均出现时间较长的水平背地性眼震	水平半规管 BPPV，或中枢性位置性眼震
短暂的垂直向下眼震	前半规管 BPPV
短暂或持续的垂直向下眼震	小脑损伤
任何其他位置性眼震	提示脑干/小脑病变，或偏头痛性眩晕
摇头诱发的眼震（水平性眼震）	慢性单侧外周性前庭病变
单眼注视性眼震（与注视侧相反的水平性眼震）	隐性眼震（先天变异性眼震）

BPPV：良性阵发性位置性眩晕

辐辏运动

在眩晕/头晕病人中评估眼球辐辏运动并不特别重要。但须强调的是眼球辐辏运动常会增强眼震的幅度，因而更易被查出（见视频07.03）。因此，应将视靶放在距离眼球 10～15 厘米远处进行眼球辐辏运动检查，同时注意是否有眼震出现。60 岁以上人群的辐辏运动消失乃属正常现象，年轻人则常常提示中脑病灶。

跟踪运动

眼球的跟踪运动或跟随运动促使我们能更清楚地观察缓慢移动的小物体。最佳跟踪运动是指眼球运动的速度与物体移动的速度完全匹配。

健康年轻人可很好地跟踪到移动角度为40度/秒的运动物体（见视频02.05、02.06）；当目标移动超过该速度时，为了“抓住”目标，眼球会出现细小的跳动，在临床检查中可发现这种朝向目标的突发而快速的眼球运动。

何时出现跟踪运动异常呢？当追踪缓慢移动的目标时，病人会出现很多的眼球扫视运动。与跟踪运动的连贯性相比，扫视运动呈断续性和齿轮样出现。如果病人的注意力不集中和合作欠佳时，可使用一些新的视靶，如使用钞票或钥匙链，来进行这种试验。目标移动应求缓慢，从右边30度移动到左边30度（或从上到下移动）的时间应为4~5秒。

眼球的跟踪运动功能是由脑而不是由迷路所掌控的，因此，跟踪运动的异常多提示中枢性病变（见视频02.23）。外周病变的跟踪运动正常。

跟踪运动异常可只发生于某个特殊平面（水平或垂直）或某个方向（如右或左），也可发生于各个平面和各个方向。通常是单侧跟踪运动异常提示同侧的中枢病变。本书不对跟踪运动的解剖学基础进行详细介绍，仅仅提醒大家跟踪运动在中枢神经系统，特别是小脑中存在广泛的联系。这就解释了为什么跟踪运动对中枢病变会如此敏感，同样也阐明了跟踪运动异常对病变定位或定性并无特异性。引起跟踪运动非特异性降低的最常见原因是衰老和神经活性药物。因此，在评价追踪运动异常时，首应考虑年龄以及患者是否有饮酒和服用精神性药物。60岁或65岁以上人群的跟踪运动常会出现间断。另外，跟踪运动出现明显的左右不对称时具有重要诊断意义，但垂直面上的不对称却没有意义。

扫视眼动

这种眼球运动可以使我们的眼球从一个物体迅速地移动到另一个物

体上，运动过程非常迅速（200～400 度/秒）和精确。为了检测由视觉引发的扫视眼动，我们为病人提供了两个固定的视靶，例如，两个手指或一个手指和一支钢笔，左右或上下分别离开中线 30 度左右（见视频 02.07 和 02.08）。如果你无法清晰地看到患者的眼睛，可以用手指将病人的眼睛撑开，让患者注视医师双耳之间的位置，要求患者的双眼按医师的口令“看我右耳”—“看我左耳”—“看我右耳”的顺序而执行运动。

扫视眼动异常主要有两种表现，扫视不准（见视频 02.25、02.26）和扫视减慢（见视频 02.27），均提示中枢神经系统病变。

扫视不准主要表现为扫视运动的幅度。为了获取目标，眼球往往会进行额外的两个或者更多的扫视运动，所以很容易被检出。扫视不足（扫视结果小于其本身大小）很常见但不够特异，可由中枢神经系统任何部位的病变所引起（见视频 02.25）。扫视过度（等同于指鼻试验中的过指）多提示小脑疾病（视频 02.26）。

扫视减慢多提示脑干（或眼肌）病变，水平扫视和垂直扫视的异常分别提示桥脑和中脑病变。当扫视眼动速度明显减慢，低于正常速度的 50% 时，便很容易被检测出来，因为眼球需要一秒或更长的时间来捕捉新的目标之故。检测扫视速度的轻微下降需要进行训练。如果已经对很多病人进行过扫视检查，就能非常迅速地检测出轻微的异常情况。与跟踪运动异常一样，扫视运动的异常提示中枢神经系统（或肌肉）病变。

◆ 前庭与眼动方面的检查

尽管确诊前庭功能障碍通常需要进行实验室检查，但在许多病例中，临床检查也可提供一些重要信息。医师检查患者比看那些来自其他实验室的、参数未明的检查更有意义。临床工作中可以同时进行前庭－眼球反射（VOR）及与其相应的抑制试验（VORS）检查。

有三种特异的检查结果具有临床意义：严重的单侧前庭功能减退；严重的双侧前庭功能减退；VORS 异常。前两种异常通常提示外周疾病，而第三种异常往往是中枢性疾患的指征。

严重的单侧前庭功能减退

这种情况在临床上可以检测出来。根据本书在第一章所提到水平半规管相关解剖的回忆，当头部（或鼻）转向右侧时，同侧即右侧的半规管被激活，从而引发慢相向左侧的眼动，即 VOR。如果半规管病变，则慢相 VOR 就会减弱，为了保证“抓到”固定的视靶，眼球会出现一到两次的扫视眼动。观测者用裸眼即可观察到这些扫视眼动，即被称作为“甩头”试验（图 2.2）。

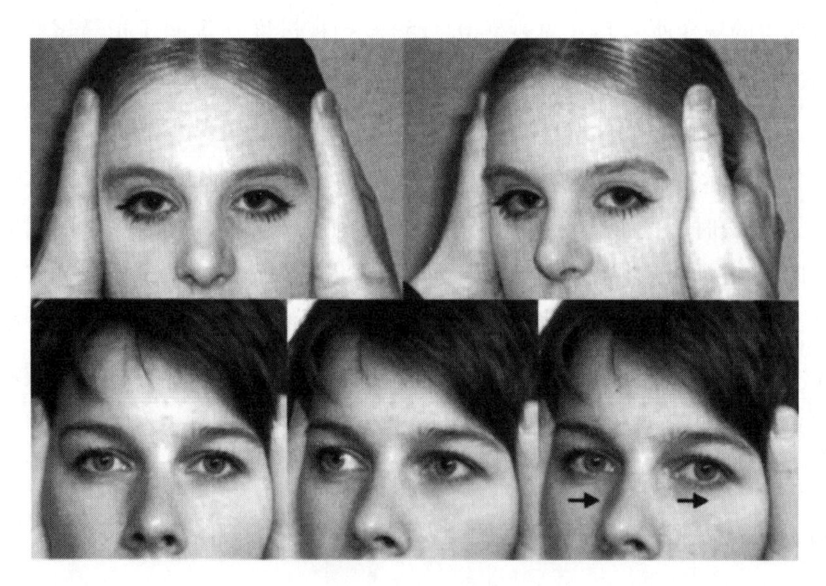

图 2.2　甩头试验

让患者注视正前方一个目标，然后医师非常迅速地以中等幅度将患者头部转向一侧。头部转向右侧时可以检查右侧水平半规管。正常反应为眼球代偿性向左侧运动，不出现延迟（上图）。右侧前庭功能病变病人的眼球首先会朝头部转向的方向转动，而后会出现纠正性的相反方向的扫视眼动（下图）。

病人面对医师而坐，医师要能够清楚地看到病人的眼球。告知病人须紧紧盯住医师的鼻子或者房中其他物体，并要求其颈部充分放松。检查时将病人的头部快速地转向右侧，等待片刻后再转向左侧，如此往返几次。为了避免患者预测其转头的方向，可以将其头部缓慢放回中线位置后再重新转头（视频 02.09 和 02.10）。检查期间，如果发现患者的眼球出现捕捉性扫视，那么头部转向一侧的迷路很有可能出现了功能障碍（视频 02.13）。

如果医师对上述检查结果仍有疑虑，还可进行简单的冷热水灌注试验。最简单的方法是“20—20—20—20”测试法：将仰卧位病人的头部抬高 20 度，接着向其外耳道灌入 20 毫升 20 度的水并保持 20 秒，若患耳功能丧失则不会出现眩晕或眼震，也不会改变刺激之前已存在的自发性眼震。对于前庭功能未完全丧失者，需要做完整的冷热试验（见下述内容）。

严重的双侧前庭功能缺失

如果病人在行走、跑步或骑车中出现振动性幻视或视物模糊，进入暗室（处）时自身不稳感更为加重，则应疑有双侧前庭功能减退。所有双侧前庭功能减退的临床检查，都基于头部或整个身体运动中前庭－眼球反射的注视稳定性原理。介绍四种检查方法，如图 2.2、2.3 所示。

甩头试验

对于严重的双侧前庭功能缺失病人，进行上述的向右、向左及垂直方向的甩头试验时会出现阳性结果（视频 02.14）。

玩偶试验（又称转头试验）

在许多病例中，即使缓慢地转动头部，如每秒一次，双眼也会因捕捉性扫视而出现不流畅的齿轮样眼球运动（视频 02.11、02.12）。

转头试验和甩头试验

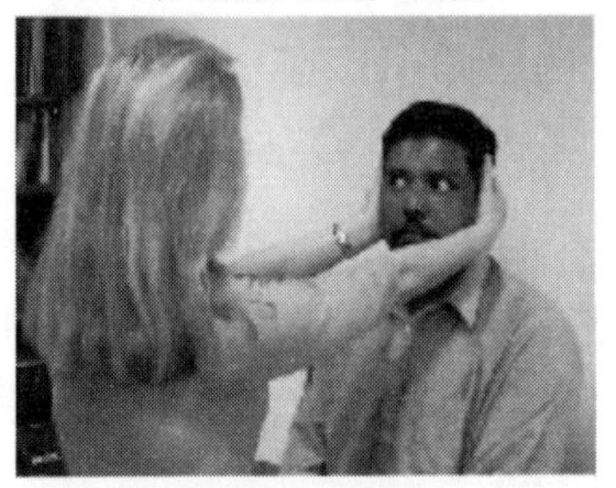

动态眼底镜检查

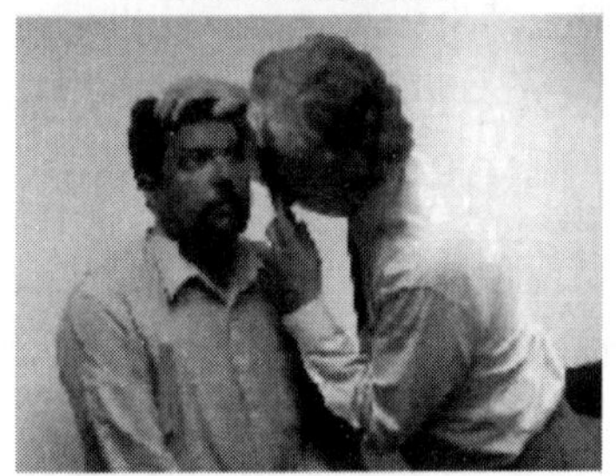

动态视力敏度检查

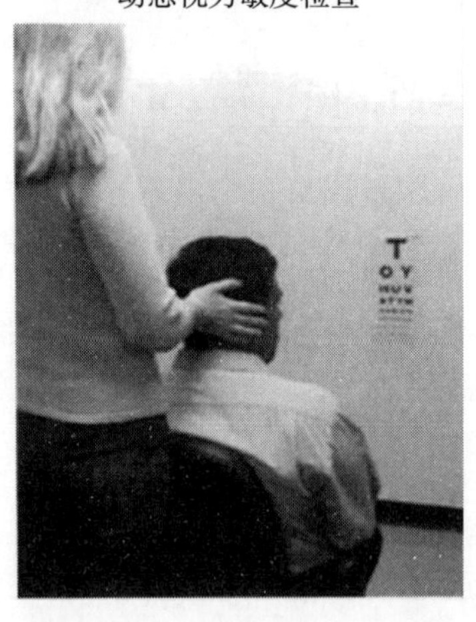

图 2.3 前庭－眼球反射（VOR）的临床检查方法

上图：双侧 VOR 严重丧失后，玩偶试验（又称转头试验）显示眼球运动消失。单次、快速的转动头部时（甩头试验），更易发现单侧 VOR 缺陷（参见图 2.2）。中图：眼底镜检查时转动头可出现捕捉性扫视（鼻子转向左侧时出现扫视，表明左侧前庭功能减退）。下图：先检查病人静止状态下的双眼视力，然后以 1 ~ 2Hz 的频率转动患者头部，若视敏度下降 >2 行，则提示严重的双侧前庭功能丧失。

眼底检查

眼底检查可用来检测小振幅眼震和评价 VOR，但应牢记你所看到的视网膜位于眼球的后方，因此眼底镜检查发现的右（或上）向性的眼球震颤实际为左（或下）向性的眼球震颤。外周前庭功能病变只引起轻微的眼球震颤，因为 VOR 抑制机制可控制检查过程中所发生的过强眼震。检查时，应关掉房间里所有的灯光或要求病人用手遮住另一只眼睛，以增大外周前庭病变所致的眼震幅度。（注意：正如眼底检查一样，通过去除注视的影响确定是否存在眼震或眼震幅度的增大，也就是后述弗仑泽尔眼镜的主要用途）。

VOR 可通过缓慢的转头动作进行评估，但需要观察视神经乳头（图 2.3）。检查中，病人必须注视房内某个目标不动，医师不能阻挡病人的视线（例如，医师用左眼检查病人的左眼），缓慢转动病人头部（1Hz 或更慢）和观察视神经乳头是否静止不动。如果视神经乳头出现跳动，提示病人合作不佳或出现了捕捉性跳视，后者是 VOR 缺陷的指征（注意：如系单侧前庭病变，只有当患者面部转向病灶侧迷路时才能观察到捕捉性跳视）。

动态视敏度检查

该检查可能是临床上支持双侧前庭功能减退最简单的诊断方法，特别是对眼球运动检查技术不娴熟的医师来说更是如此。建议在相应距离上采用视力敏度表进行视力检测。先常规检测患者用双眼，能看清视力敏度表上最低一行的视力作为基础视力，然后检查者站在病人身后，以大约 1～2Hz 的频率连续转动其头部，同时测量在头部转动过程中的视力。大多数正常人的视力不会发生改变，有些人也会下降一行（如从 6/6 下降至 6/9）。如果下降超过两行（如从 6/6 降至 6/12），则应高度怀疑前庭－眼球反射有异常；如果下降更多（如从 6/6 降至 6/18 或更多），则可确定患者具有明显的 VOR 异常。保持头部转动的连续性非常重要，否则病人可能因转头暂停而看清视力表，从而得出假阴性的检查结果。

VOR 抑制试验异常

这项检查需要病人注视与头部运动一致的物体。病人可以注视自己伸出的大拇指，同时整个躯干和头部从一侧向另一侧转动（图 2.4，视频 02.15），或者让病人注视贴在压舌板末端上的物体或用自己牙齿咬住的尺子，同时头部以大约 0.5Hz 或更低的频率进行转动。正常情况下眼睛应始终注视着目标，如果出现明显的眼震或不对称的眼震，提示 VOR 抑制功能异常（视频 02.24）。这是一种重要的中枢性体征，可能与眼球跟踪运动的异常具有同等价值。事实上，VOR 抑制试验应被看作没有方向的跟踪运动，如同观看比赛时的眼睛和头部追随网球竞赛中的网球运动一样。这些异常具有同向性，如右侧顶叶或右侧小脑病变的患者会在目标物体向右侧移动时出现跟踪运动异常或 VOR 抑制异常。与跟踪运动类似，外周前庭性病变病人的前庭 - 眼球反射抑制功能可表现正常。

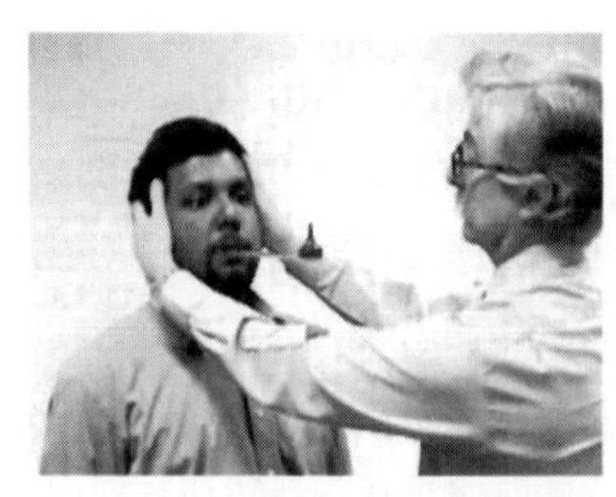

转动头部

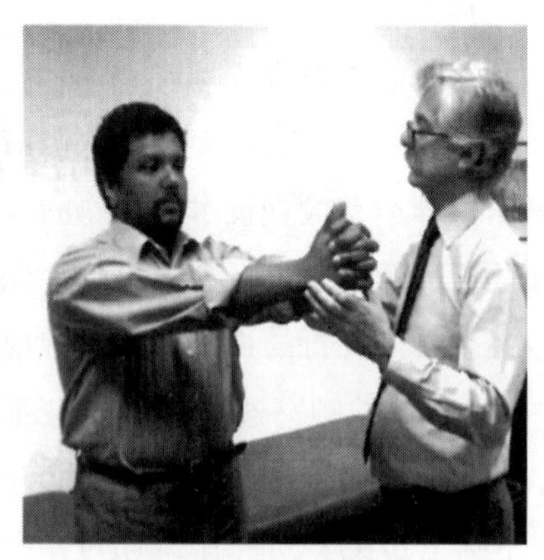

躯干与头部整体转动

图 2.4　VOR 抑制的临床检查

病人注视一个自己牙齿咬住的目标（左）或自己的大拇指（右）。检查者应仔细观察在病人头部或躯干与头部共同转动时是否出现眼震（VOR 抑制受到破坏或限制），如出现则提示中枢神经系统疾患。

◆ 位置性试验

位置性眩晕和眼震检查是诊断头晕病人的基本内容（视频 02. 16 ~ 02. 20）。良性阵发性体位性眩晕是导致眩晕最常见的疾病之一，其治疗非常容易，位置性试验是其确诊的唯一手段（视频 05. 01），这些内容将在第五章中进行介绍。由于 BPPV 具有一组特异性的症状，如果因此就认为某个特殊的眩晕/头晕病人不值得进行位置性试验，那将是错误和危险的。另外，即使病史提供了其他疾病（梅尼埃病、偏头痛、前庭神经炎）的典型证据，由于这些疾病同样会引起迷路的损伤，也可造成继发性的 BPPV，即使无法成功治疗原发性疾病，但却可对继发的 BPPV 进行治疗。同样，患有小脑变性或缺血性脑病等中枢性疾病的患者常会出现中枢性位置性眼震，典型的是位置性垂直向下的眼球震颤（视频 05. 06）。如果 CNS 疾病患者被发现位置性眼震，至少患者的部分平衡障碍可归因于前庭中枢功能障碍。

由于眩晕使人极感痛苦，应当明确地告知患者，尽管现代科技发达、检查仪器众多，但只有位置性试验才能确诊良性 BPPV 等疾病。进行位置性检查时不论病人是否出现眩晕，检查者都应当密切注视病人的眼睛。为达此目的可进行以下的操作：

a. 在操作前应当告知病人，即使他们感到眩晕，也应当注视前方检查者面部的某一点（如鼻子或鼻梁）。如果眼球不能注视前方或不断转动，眼震的观察将会变得很困难。

b. 检查者应帮助和确保病人至少有一只眼睛能睁开（视频 02. 16 ~ 02. 19，图 2. 5）。

c. 保持病人头低位数秒钟。大多数 BPPV 病人的潜伏期为 4 ~ 5 秒，某些病人可能很长，甚至偶可长达 15 ~ 20 秒。故对高度疑诊患者应坚持等待至上述时间。

一般情况下，都需要进行位置性试验。但是，我们常常听到下述两

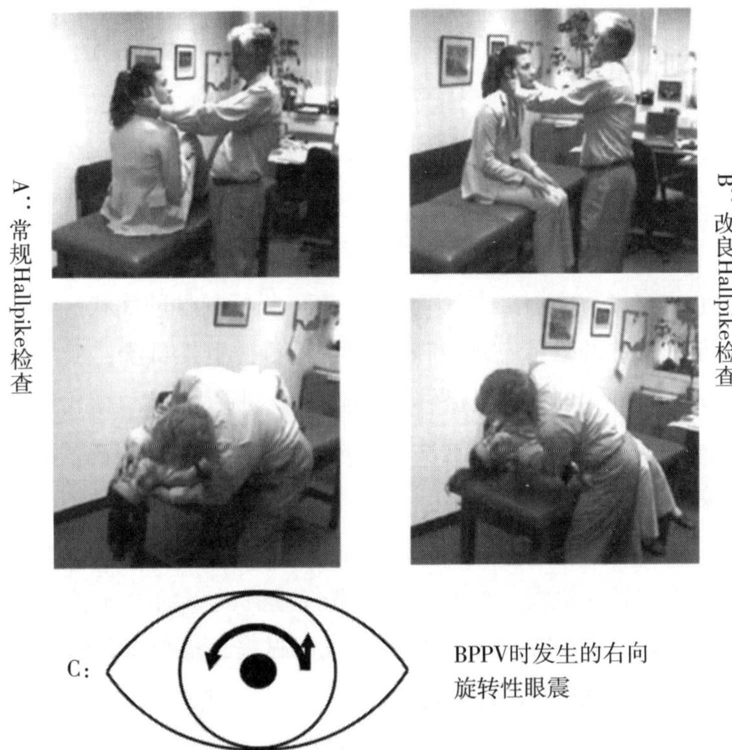

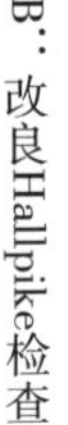

图 2.5　Hallpike 检查及相关检查方法

A 图：展示了经典的 Hallpike 方法，检查右侧后半规管 BPPV。B 图：改良的 Hallpike 方法，“侧卧位法”检查。无论哪种方法，头部最终的位置类似。检查 BPPV 的操作应当非常迅速。C 图：右侧后半规管 BPPV 所诱发的典型眼震。旋转性眼震朝向位置较低的耳侧（图示为右侧），眼震以旋转性为主，但合并小幅度垂直向上的成分。（见视频 05.01）

个借口：“房间中的检查床摆放的很不方便，无法进行 Hallpike 检查和无法把病人的头部悬挂在床边”，或“我们还没有弗仑泽尔眼镜”。这些都是错误的借口！位置性检查在任何一张床上都可进行，对体位性眼震的检查根本不需要弗仑泽尔眼镜。图 2.5 同时显示了经典的 Hallpike 检查和另一改良的检查步骤。即使将检查床放置在墙或书柜之间，也不会妨碍检查的完成。无论经典还是改良方法，头位最终达到的位置都是相似的。至于弗仑泽尔眼镜，应记住 Dix 和 Hallpike 对于 BPPV 的经典描述均是在不使用弗仑泽尔眼镜情况下获得的。

经典的 Hallpike 检查法或改良的 Hallpike 检查法能得到什么样的结果呢？位置性眼震最常见的类型源于后半规管 BPPV。若为左侧后半规管 BPPV，则将患者处于左耳向下的悬头位时，可能发现患者出现顺时针的旋转性眼震（从观察者的角度），这时，患者眼球的顶部旋转指向其左侧肩部，称之为左向旋转性眼震，可以见到同步发生的上跳性眼震成分。因为眼震时常常伴发剧烈的眩晕，所以病人总是试图闭眼或坐起，为此医师需提前对患者进行这方面的说明和帮助克服这些问题。后半规管 BPPV 眼震的典型特征则包括上述提到的潜伏期、适应性和易疲劳性。适应性是指眼震振幅在一分钟或者更短的时间内逐渐下降并最终消失。易疲劳性是指经过重复的位置试验后，眼震和眩晕的持续时间会不断缩短。

双侧均应行位置性试验，特别是当一侧检查结果为阴性时。为了证实诊断，很多医师常常会在查体结束后采用 Epley 或 Semont 等手法进行复位治疗（见第五章）。

变异型 BPPV 主要是指水平半规管和前半规管良性阵发性体位性眩晕。需要强调的是，如果位置性检查时发现不同于前文所描述的眼震，特别是当出现了上跳或下跳性眼震时，一定需除外 CNS 病变的可能。有关位置性眩晕、位置性眼震及其治疗方法将在第五章中进行介绍。

◆ 弗仑泽尔眼镜检查

不同国家，以及同一国家不同医院的耳鼻喉科和神经科对弗仑泽尔（Frenzel）眼镜的使用都大不相同。事实上，弗仑泽尔眼镜就是一种护目镜，上面装有大约在 10 ~ 12 屈光度之间的凸透镜（放大镜）。这种护目镜的内部安装照明设备，使观察者可以清晰地看到病人眼睛的放大效果（图 2.6）。因为弗仑泽尔眼镜可使患者的视力模糊而不能注视任何物品，而成为消除注视干扰和观察病人眼睛的一种好方法，或当怀疑病人出现眼震，由于其注视抑制作用而无法通过肉眼观察时，也可使用弗仑泽尔眼镜。

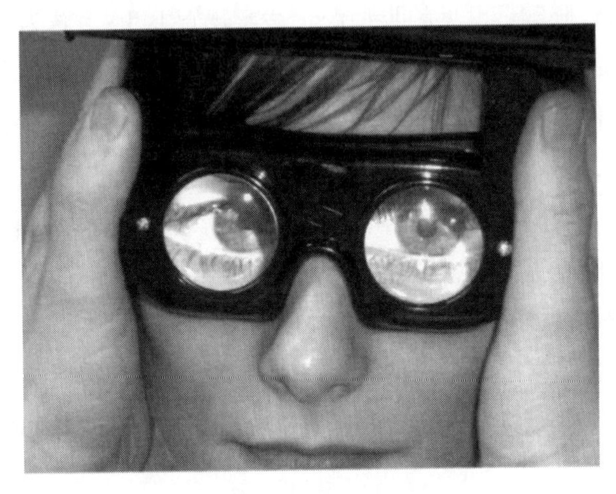

图 2.6　弗仑泽尔眼镜

视觉高度放大使病人无法固视任何目标（特别是在黑暗的房间里）；使用弗仑泽尔眼镜进行检查时出现眼震或眼震增强，表明病灶位于外周前庭器官（见视频 03.01）。

上面只对弗仑泽尔眼镜做了一般性的介绍，它有没有什么其他特殊用途呢？

- 在外周单侧前庭性病变中，使用弗仑泽尔眼镜能更清晰地观察到眼震或其振幅的增大，这是弗仑泽尔眼镜的主要用途（视频 03.01）。相反，中枢神经系统病变时使用弗仑泽尔眼镜不会引起眼震增大，先天性眼震会因弗仑泽尔眼镜的应用而使眼震振幅减小或眼震消失。
- 对怀疑单侧外周性病变患者，如果直接观察和使用弗仑泽尔眼镜均没有发现眼震，用力以水平方向摇晃头部 20 次后进行弗仑泽尔检查可能会发现眼震。
- 位置试验不需常规使用弗仑泽尔眼镜。目前临床上最常见的是后半规管 BPPV 引起的眼震（表 5.1），其表现的非常剧烈而且通常为扭转性眼震，眼震也很难受到视觉抑制的影响，使用弗仑泽尔眼镜检查并不十分有意义。中枢性位置性眼震因 VOR 抑制的缺陷，视觉抑制无法阻止位置性眼震的发生，因而使用弗仑泽尔眼镜检查也无必要。只有在轻微外周性 BPPV（特别是水平半规管嵴帽结石病）和保留 VOR 抑制功能的中枢性体位性眩晕的病人中，使用弗仑泽尔眼镜才可能会发现裸眼无法观察到的眼震。由于上述现象非常少见，故不建议在常规位置性试验中使用弗仑泽尔眼镜。

◆ 姿势和步态

姿势和步态的检查可为眩晕/头晕患者的诊断提供有用的线索，但相对来讲不如眼球运动检查或位置性试验重要。步态不稳与许多疾病有关，如果不伴随眩晕、头晕、振动性幻觉或听觉障碍等症状，就不太可能是由前庭系统疾病所致。

弥漫性血管疾病、额叶病变、小脑病变、感觉性共济失调、急性或双侧前庭病变病人，均可有站立时的步基扩大和出现谨慎步态。急性单侧外周前庭病变和单侧脑干及小脑病变者可出现向侧方倾倒。脑干及小脑中线结构的病变可导致向后倾倒。轻微的躯体不稳可在患者双脚并拢或双脚一前一后站立时出现。

后索病变或严重的多发性感觉神经病患者其 Romberg 征为阳性，病人常存在有跌倒的可能，这不同于健康人。几乎所有的平衡障碍患者闭眼时都出现躯干的轻到中度摇晃。外周前庭性病变只在急性期出现 Romberg 征阳性，通常表现为向同侧的倾倒。在实践中，如果病人能在闭眼时可以不需要帮助并能单脚站立，就不可能存在任何客观的平衡障碍。为了更精确地检测出单侧前庭功能减退病变，可要求病人进行双脚前后直线（一只脚的脚跟置于另一只脚的脚趾前方）站立的强化式 Romberg 试验，病人更易向病侧倾倒。

姿势反射的检查，可通过轻轻地推拉病人上身的方式予以进行。检查者应站在病人的身后，使病人无法预测其肩膀被向前或向后推的确切时间和方向。前庭病变患者可能会出现不稳，但仍保留其基本的全部姿势反射功能，故对一般头晕/眩晕病人来讲并不需要进行此类反射检查。对惧怕跌倒和步态不稳的老年患者，此种检查可引起病人的惊恐和恐惧反应。由于中晚期帕金森综合征病人的姿势反射消失，检查中病人会像圆木一样跌倒（视频07.01）。

分别观察头晕病人睁、闭眼时的步态对诊断具有帮助。很多周围和中枢神经系统病变不用闭眼就能发现步态异常；但就前庭病变而言，除急性眩晕发作期外大多数病人的步态完全正常。一些平衡障碍的患者可因恐惧出现“谨慎步态”（caution gait），当感觉自己要跌倒时会伸出手臂以防跌倒和表现出明显而不必要的犹如在冰上行走的顾虑。尽管“谨慎步态”是一种心理性步态异常的表现，但也可由前庭和血管病变或跌倒发作所诱发，有时甚至是老年病人的唯一症状。

闭眼直线行走试验，可发现双侧前庭功能障碍患者的“谨慎步态”或不稳的程度。感觉性共济失调，如脊髓痨或严重的多发性周围神经病患者往往无法完成上述动作。单侧前庭病变，特别是急性期的患者通常会向病灶侧偏斜。原地踏步试验时，要求病人闭眼后在预定的点上原地踏步（图2.7），单侧前庭病变病人会转向前庭功能减退侧。检查时，要求病人将双臂和食指前伸并指向站在其前面的检查者的食指，可更精确地评估病人持续偏转的角度。原地踏步试验有助于观察病人的偏向是否具有重复性，同时观察病人在闭眼行走时是否出现一致的步态偏斜。

在这一阶段的检查中，如果发现患者局部的肌力、肌张力和共济运动有异常时，应进行全面的神经系统检查，本书不在此进行介绍。通过观察病人用脚趾或脚后跟进行行走、蹲下和起立动作，即可判断患者下肢有无力弱；检查踝关节伸肌的力量非常重要，因为足趾离地和步态偏斜均与此相关；腱反射在锥体束病变时增强，但在神经根或外周神经疾病时受到抑制或消失；锥体束病变时伸性跖反射（巴宾斯基征）阳性。躯体感觉功能可通过针刺觉、音叉震动觉和下肢关节位置觉检查来进行评估。如果步态不稳是由本体粗感觉神经纤维病变引起，会出现跟腱反射，有时膝反射的消失，Romberg 试验阳性。

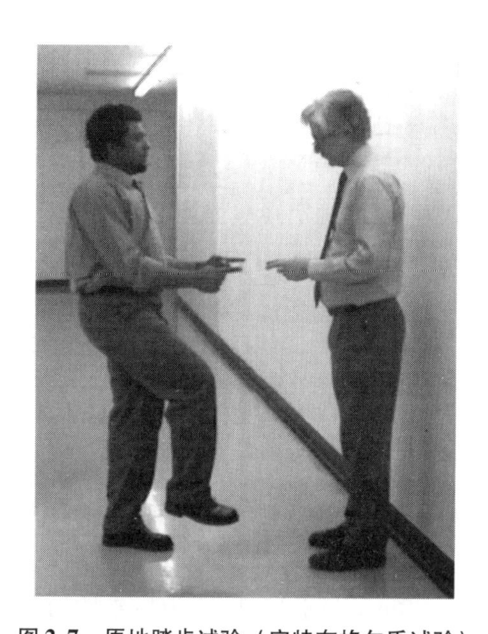

图 2.7　原地踏步试验（安特布格尔氏试验）

病人闭眼和原地踏步，观察病人是否重复出现向前庭功能减退侧的转向。

应牢记，临床神经病学检查在评价平衡和步态障碍中具有不可替代的作用。通过步态、姿势反射和 Romberg 征的检查，再配合快速而恰当的下肢肌力、共济运动、腱反射和音叉震动觉检查，比姿势描记图（见下述内容）更有助于诊断。常规 CT 和 MRI 扫描很有诊断价值但是并不能排除某些神经系统病变（如帕金森病），姿势描记图的结果通常没有病变定位和定性价值。如果其他检查结果均正常，而只有步态出现戏剧性异常变化或者步态异常的症状与体征不符时，可诊断为功能性（或心因性）疾病。

◆ 听力评估

临床上，应对所有的头晕/眩晕病人进行听力评估。可直接询问病人是否存在听力丧失或耳鸣，单侧听力障碍的发病率很高。医师应该用耳窥镜观察病人的外耳道以确定耳聋是否由耳垢所引起，也可通过手表滴答声、拇指和其他手指间的弹响摩擦声或耳前的低声细语声来检查病人两耳听觉的不对称性。进行拇指-手指弹响摩擦试验时，检查者首先应从自身上肢完全伸展的远端开始，逐渐移向病人耳前，以比较其两只耳朵分别开始听到声音的距离。

如果病人的听力障碍已确定（单侧或双侧），应尽量确定耳聋的性质为传导性（中耳或外耳病变）还是感音性（耳蜗或听神经病变；脑干损伤后很少出现单侧听力丧失）。这需要借助音叉进行检查，但应注意用振动觉的低频率音叉（64Hz 或 128Hz）进行检查得出的结果并不完全可信。进行 Rinne 音叉试验时，先将被振动的音叉底部置于乳突（骨传导）上，等听不到声音后将音叉叉部放在耳道的前方（气传导），询问病人哪一种方式的声音较大和持续时间较长。正常情况及神经性耳聋时，气传导较强和持续时间较长（Rinne 试验阳性）。如果骨传导较强、持续时间较长（Rinne 试验阴性），为传导性的听力丧失。检查中应注意严重的单侧神经性听力丧失时，声音可通过颅骨传导至对侧健耳，而出现 Rinne 试验假阴性结果。

进行韦伯尔试验（Weber 试验）时，应将音叉底部置于病人头顶中线处，询问病人听到的声音是否位于头顶中间，两耳的声音强度是否一致。如果耳聋侧声音较大，则听力丧失为传导性；严重的单侧神经性耳聋的病人只有健耳能听到声音。眩晕/头晕病人出现耳聋，特别是单侧耳聋时，应进行正规的听力学检查。

耳硬化症或破坏性中耳病变（如胆脂瘤）的患者可出现与眩晕/头晕相关的潜在传导性听力丧失。眩晕/头晕（如耳毒性药物损伤）、迷路内淋巴管水肿（梅尼埃病）以及迷路或听神经的血管性、炎症性或肿瘤性等病变可出现感音性聋。

◆ 直立性血压检查

直立性低血压一般能由病史提示，但需要测量直立位血压以求证。病人休息数分钟后，先测量仰卧位血压，然后测量病人直立三分钟后的血压，并与仰卧位血压比较，直立位的收缩压至少下降 20mmHg 或舒张压至少下降 10mmHg 时才能确诊为直立性低血压。病人的症状通常多发生于早上或进食后，非症状期的直立性低血压不易被检出。

◆ 实验室检查

如果眩晕/头晕的原因无法从病史及体征中推测出来，辅助检查一般也不能提供更多的线索。有时辅助检查仅对诊断提供支持或反证。本节主要介绍临床工作中常见和有助诊价值的辅助检查项目及其生理学基础知识。许多其他听力和前庭功能检查项目非常有用，但因属于专业性强的神经耳科学范围，也未被广泛应用于临床，故本书从略。

纯音听力图

所有出现耳鸣、听力障碍或耳闷胀症状的眩晕/头晕患者都应该进行纯音听力检测。单侧听力障碍者更应予以重视，且需排除由占大多数的老年性耳聋或咽鼓管功能障碍所致者。通过不同频率的气传导或骨传导的声阈值和纯音听力图检查，能区别传导性和感音神经性聋。

眩晕/头晕患者的感音神经性耳聋多见于梅尼埃病，以及迷路或第八脑神经的炎性、肿瘤或血管性疾病。

梅尼埃病早期的低频率听力损害较明显。与其他迷路损伤的病人类似，患耳若有复聪现象，系因其声阈值或由强声引起不适感的阈值间的差异较正常人小有关。患者不适的程度可通过主观感觉、听力计或客观的镫骨肌反射阈检测予以评定。

脑干听觉诱发电位检查不在此详述。许多听力学检查曾被广泛用于听神经瘤和脱髓鞘性疾病的检查，随着影像学的不断进步和广泛应用，这类检查已逐渐被取代。根据经验，单侧或明显不对称的感音神经性聋患者应进行 MRI 检查，以更好地观察小脑 - 桥脑角处情况，从而排除占位性病变。尽管如此，听觉诱发电位仍具有很大价值，诱发电位正常的患者不太可能患有听神经瘤。

冷热试验

冷热试验是诊断头晕患者最有效的实验室检查之一。尽管其“技术性”相对较低，经过时间考验仍为评价单耳功能最简单的检查。检查前应先确定病人未患有严重的中耳疾病或存在影响水或气体灌注的耳垢。

所有检查都需要将病人的头部前倾 20 ~ 30 度（或后仰 60 度），从而使患者的水平半规管处于垂直位。最简单的检查方式是用几毫升冰水分别进行两只耳朵外耳道的灌注，记录眼震的持续时间即可判断病人是否存在严重的双侧前庭功能不对称。在此基础上进一步的检查为“20—20—20”试验：在 20 秒内向外耳道灌注 20 毫升 20℃的水，记录眼震的持续时间。

还有一种已被广泛采用并由 Fitzgerald 和 Hallpike 定型的方法，即分别应用 30℃和 44℃（分别低于和高于体温 7℃）两种不同温度的水进行外耳道灌注检查法。每只耳朵灌注 40 秒，中间大约间隔 5 分钟。在不同温度的刺激下，不仅能观察到一侧耳朵的反应能力是否下降（半规管轻瘫），也能发现前庭 - 眼球反射是否对称或缺失（优势偏向），另外还可检出第三种异常表现，即灌洗患者任一只耳朵时都不出现或只出现轻微的眼震反应（“双侧前庭功能丧失”）。前庭反射可通过眼动电流图描记法（眼震电图）或视频眼动电图进行检测（图 2.8），肉眼记录眼震的持续时间也不失为一种有效的测量方法。由于这一试验属于专科操作，更多的相关信息不在这里提供，可到本书“参考文献”中进行查阅。

在什么情况下需对病人进行这项检查呢？它是必须的检查吗？答案与医师的专业和技术有关。对非专科医师而言，患者的临床表现不典型时就需进行冷热试验，如发现明显的半规管轻瘫或优势偏向，则有利于前庭疾病的定性。换句话说，如果病人出现良性阵发性体位性眩晕、前

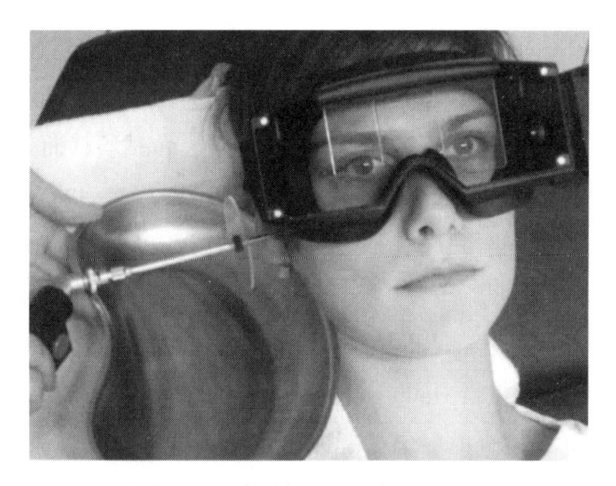

图 2.8 冷热试验

检查时应使用视频眼动描记罩，以利观察其在黑暗中的眼球运动情况，注视会对前庭性眼震产生一定程度的抑制作用。

庭神经炎、梅尼埃病（经听力检测证实）、心理性头昏或脑干卒中（例如 Wallenberg 综合征）的典型临床表现，就不需要进行冷热试验。作为诊治头晕的专科医师，可通过此项检查收集大部分病人的前庭功能资料。

旋转试验

旋转试验对前庭系统产生生理性刺激，但很难确定究竟是左侧还是右侧前庭器官出现异常。因此，旋转试验只能检出两种异常结果，不对称（或优势偏向）或双侧前庭功能减退。与冷热试验相同，其结果判定也只能根据眼动电图做出。

眼震电图（ENG）、眼动电图（EOG）、视频眼动图（VOG）和视频眼震图（VNG）

上述检查与眼球运动技术基本类似。冷热或旋转试验均可应用这些方法记录眼球震颤，大多数检测系统已商品化了。实际上，当临床医师要求病人进行ENG检查时，在前文介绍的眼球运动等其他临床检查同样需要。

临床医师应该意识到，通常由技师提供的许多ENG报告中的“中枢前庭性疾病”结论并不是基于冷热试验或旋转试验，而是基于跟踪、扫视或视动性眼震的检查结果。这些非前庭性眼球运动的异常可能是由注意力不集中或某些镇静类药物的干扰所致，所以临床医师更应重视眼球运动检查和自身的临床判断，而并非ENG报告。由于标准不统一，位置试验或转颈所诱发的眼震的判断常易出错，如果你认为病人存在位置性眼震，就必须进行Hallpike检查，而不是ENG检查。

常规的ENG检查内容包括有无自发性或凝视诱发性眼球震颤。除非配备红外线观测器或者佩戴弗仑泽尔眼镜，医师在暗室中无法观察到眼球震颤，暗室中的眼动图检查也不能为临床医师提供更多的有用信息。在消除注视（如在暗室中进行ENG检查或使用红外线观测器以及给患者配戴弗仑泽尔眼镜）的暗室情况中观测到眼球震颤，通常是外周性前庭疾病的有力证据。

总之，如果暗室ENG或冷热试验发现明确的半规管轻瘫或眼球震颤，可视为外周性前庭病变的有力证据。如果报告指出病人存在明确的优势偏向（或VOR的不对称），可为前庭功能不对称提供有力证据，其病因需通过临床和实验室检查予以确定。如果报告提供中枢前庭性疾病的证据，需对报告的证据做进一步的确定。如果报告结论是根据眼球扫视、跟踪或VOR抑制试验的异常得出的，医师则应根据自己的临床检查或请擅长于眼球运动检查的同事（如神经科或眼科医师）做进一步诊断。

◆ 外周性与中枢性前庭病变的鉴别

表2.6～2.7列举了一些有助于鉴别外围和中枢前庭性病变的特征。单侧外周性前庭病变的急性期主要会出现向病灶同侧倾倒和朝向病灶对侧的水平眼球震颤或水平-旋转眼球震颤。随着前庭代偿功能的改善，病人的眼球震颤和身体摇晃将会有所减弱。除最初的眼球震颤和可能阳

性的甩头试验外，其他眼球运动，如 VOR 抑制、跟踪和扫视始终正常者，均提示中枢性病变的可能性。

表 2.6　外周性和中枢性前庭病变的鉴别

	外周性	中枢性
CNS 体征/症状	-	+/+++
听觉体征/症状	常见 +	常见 -
躯体不稳感：		
急性期	+++	+++
慢性期	+/-	+++
眼球运动	正常	常为异常
眩晕：		
急性期	+++	++
慢性期	+/-	+/-

CNS：中枢神经系统

表 2.7　外周性和中枢性眼球震颤的鉴别

	外周性	中枢性
平面[a]	水平，或水平 > 扭转	任意平面
振幅：		
急性期	++	++/+++
慢性期	+/-	++/+++
消除注视[b]	出现/增强	无关
波形[c]	直线形	指数形跳动、摆动

a. 该表内容主要针对自发性眼震，而 BPPV 的位置性眼震主要为扭转型。

b. 在暗室中通过眼球运动图、弗仑泽尔眼镜、红外线观测器或眼底镜进行检查。

c. 只采用眼球运动图。

尽管存在一些传统的鉴别外周和中枢性前庭病变的体征，但必须强调对外周性或中枢性病变的鉴别仅是诊断程序中的一个步骤，最终目的是要求得一个特异性诊断。再如有些偏头痛和血管病等疾病又常可同时涉及外周性和中枢前庭系统，需加注意。

◆ 眩晕和头晕患者的影像学检查

对眩晕和头晕患者进行神经影像学检查的主要目的是确定或排除结构性病变（见表2.8）。然而，引起眩晕的绝大多数常见疾病事实上都不会出现影像学异常（如前庭神经炎偏头痛、BPPV 以及梅尼埃病），大多数眩晕或头晕患者的脑扫描都无异常所见。因此，医师应该限制或

表 2.8　眩晕/头晕患者脑部影像学检查前的指征

需要检查的依据	预期结果/诊断	例外情况（不急需扫描）
第五、六、七脑神经的症状，肢体症状	脑干病变（卒中、多发性硬化）	
自发性眼震	前庭中枢病变（脑干或小脑病变）	急性外周性病变或先天性眼震
非典型性位置性眼震	中枢性前庭病变	
振动性幻视	中枢性前庭病变	原因明确的前庭功能丧失（如耳毒性）
步态异常	缺血性病变 退行性病变 脑积水 硬膜下血肿 小脑萎缩 小脑扁桃体下疝畸形 脊髓压迫症	特发性 帕金森病 周围神经病
单侧听力减退	听神经瘤	听力图和脑干听觉诱发电位正常

不要求所有眩晕或头晕病人均进行影像学检查。影像学检查不仅仅加重了公共和私人的医疗负担，而且报告中出现的“正常变异”、“无关发现”、“良性囊肿”和“年龄相关性改变”等字眼还常常会给病人带来额外的担忧。因此，应该确定哪些病人需要进行影像学扫描，哪些不需要，尽管这与很多因长期患病而恐惧的患者的观念相悖——这些患者坚信“自己的大脑里出了问题”。医师应懂得适应和接受这个事实，在一些病例中，对病人进行影像学扫描只是为了让他们安心。

影像学检查最重要的依据是显示有颅神经或 CNS 病变的临床症状或体征，如眩晕病人合并有较明确的复视、面部刺痛、肢体麻木或瘫痪、单侧耳鸣或听力丧失，以及肢体的运动不协调、无力或感觉障碍等。

出现自发性眼震的病人，特别是据此可确定为中枢性病变（如垂直向下、向上及扭转性眼震，或凝视麻痹及摆动性眼震）者，需要进行影像学检查。但也有一些例外：a. 患者患有急性外周性前庭疾病（如前庭神经炎）或处于已知疾病的复发过程，如偏头痛或梅尼埃病；b. 先天性眼震，早已存在视觉 - 前庭症状的缺失或根据眼运动图中的特异眼震波形。

如果症状和位置性试验发现后半规管或水平半规管 BPPV 典型特征的位置性眼震，患者就不需要进行影像学检查（见第五章）。持续性位置性眼震（即适应不良）多提示罕见的嵴帽结石病而不是半规管结石症，但同样也可提示中枢病变，为了安全起见可进行 MRI 检查。

出现振动性幻视的患者也需要进行脑部扫描，表 2.4 提示引起振动性幻视的大部分原因是由中枢性病变所致。当然也有例外，如由运动引发的振动性幻视，特别是对具有严重前庭功能减退确凿临床症状或实验室证据者，例如庆大霉素耳毒而导致的双侧甩头试验阳性的病人。

判断步态障碍的病人是否需要进行影像学检查是非常困难的。典型的帕金森病就不需要脑部扫描，因为其扫描结果通常都是正常的。当病人出现局灶性症状或体征，例如眼球运动障碍、认知异常和相关疾病的既往病史（如血管病危险因素、颅脑损伤、恶性肿瘤、自身免疫性疾病和阳性家族史）时，应该进行脑部扫描。病人的症状或体征提示脊髓病变时需要立即进行脊髓 MRI 检查，因为由脊髓压迫症引起的步态不稳将会很快演变为永久性截瘫。

听神经瘤

神经科耳科临床医师最担心的事，是有关听神经瘤（前庭神经鞘瘤）或小脑－桥脑角区其它占位性病变的漏诊问题。虽然这种漏诊是可以理解的，但仍需注意下列问题：

a. 平衡症状虽然可以发生，但很少见。绝大部分听神经瘤表现为典型的单侧耳鸣和听力下降。

b. 听神经瘤常在无关的 MRI 扫描中被发现。

c. 由于听神经瘤增大的速度很慢，故对多数患者尤其是老年或体弱者不建议立即手术，而应进行 6～12 个月的影像学和听力测试随访。

MRI 是发现听神经瘤和其它小脑－桥脑角区病变最特异和敏感的手段，如作为筛查手段略嫌昂贵。事实上，只有约 10%～20% 疑诊为耳蜗后病变病例的影像学检查结果呈阳性，电测听力应作为常规的筛查手段。一般来说，如果患者的听力图和听觉诱发电位均提示正常，可基本排除听神经瘤。相反，若患者的听力检测连续两次提示单侧（或不对称的）下降 20dB 以上，或者单侧脑干诱发电位显示异常，则应行 MRI 扫描。当然，如出现角膜反射或三叉、外展和面神经功能异常等其它小脑－桥脑角占位病变的神经症状者也须进行 MRI 检查。

最后一点是如何选择影像检查的类型？对于大多数后颅窝病变的小脑－桥脑角肿瘤而言，MRI 优于 CT。因为 CT 对后颅窝病变的分辨率低和易产生较多伪影之故。在目前的一段时间内，以高场（1.5T）钆对比剂增强的 MRI 检查虽然仍会作为金标准，但已发现低场（0.2T）非增强横断位自旋回波 T1 加权 MRI 检查，也能发现包括直径小于 2mm 的多种肿瘤。

第三章　单发性持续性眩晕

本章主要从社区医师和急诊医师的角度出发，介绍首次急性眩晕发作的诊疗事项。对这类眩晕，由于没有既往的诊断供参考，如何将危险性较低的疾病（如前庭神经元炎、偏头痛性眩晕）与危险性极高的疾病（如脑干或小脑卒中）区别开来和做出判断，虽然困难但是非常重要。（诊断要点见表 3.1）

表 3.1　单次发作但持续较长的眩晕诊断要点

疾病类型	主要特点
前庭神经元炎	急性眩晕发作，伴有恶心、平衡障碍和快相朝向健侧的自发性眼震 单侧 VOR 减退，向患侧倾倒 数日至数周内好转
急性脑干或小脑病变（如脑卒中、脱髓鞘）	眩晕发作伴脑干或小脑病变体征 病程各不相同 MRI 常见前庭－中枢通路受损
初次发作的偏头痛性眩晕	急性眩晕可持续数日 多表现为中枢性眼震和共济失调 偏头痛史，发作中常伴有偏头痛症状
初次发作的梅尼埃病	持续数小时的眩晕发作可能是梅尼埃病早期的唯一症状 伴有听力丧失、耳鸣及耳胀满感
其它原因	迷路梗死、外淋巴瘘、细菌性迷路炎、药物/酒精中毒

VOR：前庭－眼球反射
MRI：核磁共振成像

◆ 前庭神经炎

又名前庭神经元炎、病毒性迷路神经炎、急性单侧前庭功能减退、急性单侧周围性前庭神经病。(见表 3.2)

表 3.2 前庭神经炎的要点

病　史	急性眩晕发作，伴有恶心、呕吐和向一侧倾倒；数日或数周内自然好转
临床表现	朝向健侧的自发性眼震 眼震可部分被注视抑制 头快速转向病灶侧时 VOR 消失，躯体向病灶侧倾倒
病理生理	可能由于前庭神经的病毒性感染而导致前庭神经核活动的瞬时失对称
检　查	冷热试验；症状典型者无须听力检测；仅对有神经异常或血管病危险因素的患者进行 MRI 检查
治　疗	康复训练疗法可促进平衡功能康复 一些循证医学证据提倡口服激素类药物三周

VOR：前庭 - 眼球反射

MRI：核磁共振成像

临床特点

前庭神经炎是第二位最常见的、仅次于良性发作性位置性眩晕的外围性前庭病变，其发病率为 3.5/10 万。任何一个医院的急诊科每年都会见到数例此类患者。前庭神经炎起病急，常于晨起时发病，严重的眩晕可持续数日至数周。约半数患者具有前期的呼吸系统感染史，或在发病前 1 ~2 天左右有过眩晕的短暂发作。眩晕在数分钟或数小时内达高峰，伴随有振动性幻视、恶心、呕吐和向一侧倾倒。头位改变会加重眩晕，患者喜静卧不动。多数患者因无法行走，而由担架抬至医院，身旁甚至备有肾型医用弯盘。患者通常对这种持续性眩晕感到害怕，并担忧自己中风甚至快要死了。

在病初的几天内，临床检查除急性单侧性前庭功能障碍外并无其它异常：

- 朝向健侧的自发性眼震。眼震主要呈水平并呈朝向健侧，有时可见在水平的基础上合并眼球上极向上的旋转型眼震。其强度可因凝视或注视而改变：当患者向眼震快相侧注视或者用弗仑泽尔眼镜消除注视因素时，眼震增强；向反方向注视时眼震减弱（见图 3.1，视频 03.01）。

- 甩头试验阳性。单侧前庭功能障碍可通过迅速转动患者头部而得到证实（视频 03.02）。如右侧病变的急性前庭神经炎，当鼻转向右侧时前庭 - 眼球反射异常。因头部转动时无法保持注视眼球随头部转动

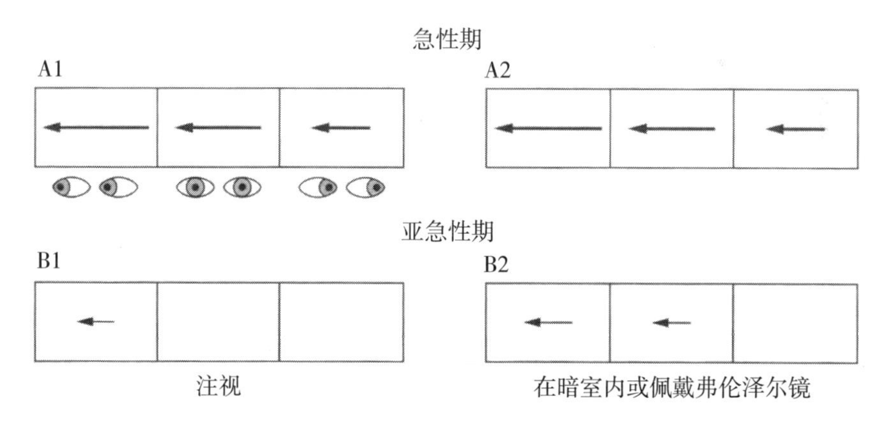

图 3.1　左侧前庭功能急性丧失后的眼震（仅显示主要的水平性眼震）

A 图：急性期（患病第一天），有固视或无固视。B 图：亚急性期（患病一周后），有固视或无固视。箭头大小表示眼震的强弱。图示外周前庭性眼震的三种规律：（1）固视时眼震被部分抑制，在暗室或佩戴弗仑泽尔眼镜时眼震显得更明显；（2）向快相一侧凝视时眼震增强，向相反方向凝视时眼震减弱（Alexander's 定律）；（3）眼震强度随时间推移而逐渐减弱，并仅向快相侧侧视时才出现。在三个注视方向上均可见到的眼震称为Ⅲ度眼震；向快相侧及向前正方注视时均可见到的眼震称为Ⅱ度眼震；仅向快相侧注视时见到的眼震称为Ⅰ度眼震。

而转动（图 2.2），患者在半秒钟后才意识到其视线离开了视靶，而通过快速的眼球运动来予以纠正（视频 02.13、03.02）。只要转头迅速、幅度够大（20~30 度），矫正性眼球运动就会相对更明显和幅度更大，很容易与自发性眼震区别。

- 向患侧倾倒。在患者活动时很容易观察到，也可由 Romberg 试验获得证实（见第二章），闭眼后的方向性倾倒更为明显。

- 轻度的垂直性眼球分离（反向偏斜）以及垂直方向的复视。此情况见于一些垂直半规管和耳石受累患者。严重的反向偏斜和复视则应考虑中枢神经系统（CNS）病变。

病理生理

前庭神经炎的最常见病因是病毒感染。这一假设得到下列证据的支持：流行病学调查发现，前庭神经炎的发生与病毒感染常常密切关联；在人类前庭神经节内发现单纯疱疹病毒 I 型的潜伏证据；部分尸检发现前庭神经有炎性改变。另外一个可能的原因是缺血，当骨性管道内的前庭神经肿胀时会影响其血流供应。

前庭神经炎的症状和体征，甚至可以根据前庭生理学原理进行分析推理得出。头部直立时，两侧半规管和耳石会持续地发出神经冲动；运动或头位改变时，会刺激一侧水平半规管而抑制另一侧水平半规管，导致一侧水平半规管的传入信号增加，另一侧的传入信号减少。前庭神经核内神经活动的失对称，将引发代偿性眼球运动和姿势的调整，促使人们感觉到头部的移动和位置变化。发生前庭神经炎后，一侧的信号传入中止，该侧前庭神经核的活动停止，而对侧核仍处于活跃状态。这种电活动上的明显不对称性使得大脑错误地认为头部在向健侧运动，通过前庭-眼球反射机制而纠正头部和身体向健侧的运动，最终导致眼球朝头部转动的相反方向（即患侧）运动（眼震慢相）。这种纠正性运动随即被眼震快相所打断，眼球又快速地回归到原来方向，结果产生快相朝向健侧的自发性眼震（图3.2）。同样道理，垂直半规管和耳石受累，可导致旋转性的眼震成分和倾斜感并使病人向患侧倾倒。

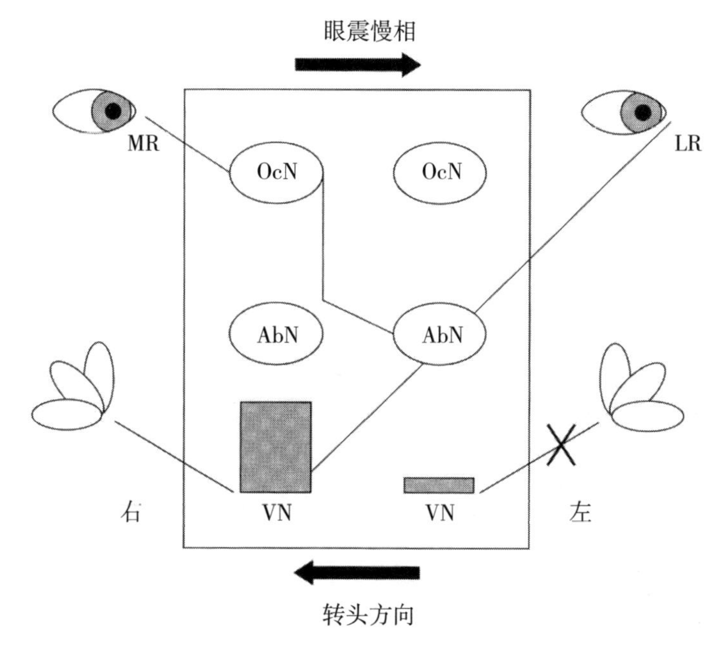

图3.2　左侧前庭神经炎后自发性眼震的脑干机制

直方图显示前庭核内的神经兴奋性水平。前庭核之间的神经兴奋性的不平衡导致单侧前庭-眼球反射弧的激活，结果使眼动朝向头动的反方向侧（眼震的慢相）。眼震快相朝着相反的方向，即健耳侧。

VN：前庭核　AbN：展神经核　OcN：眼动神经核　MR：内直肌　LR：外直肌

检查

前庭神经炎是一种临床诊断，因此当患者符合上述标准并且无其它神经系统阳性体征，则无需做更多的其它检查。通常用眼震电图和冷热试验来记录单侧前庭功能障碍并监测其康复情况；当不能确诊或有法律上的需要时，一定要进行上述检查。如听力检查为感音神经性聋时，可能诊断为梅尼埃病、外淋巴瘘或迷路梗死。当出现脑干或小脑损害症状，或具有血管病危险因素的患者突然发病时，才需要进行核磁共振成像（MRI）检查。由于神经本身的炎症很难在 MRI 上得到显示，计算机断层扫描（CT）也无法看清脑干和小脑内的小病灶，限于目前科技水平，病毒学检查也不能明确病原，因而都没有临床实际意义。

鉴别诊断

所有的持续性眩晕患者，都应接受针对颅神经、脑干、小脑功能以及听力的检查。当临床所见与前庭神经炎不相符时，须立即请神经科或耳鼻喉科会诊。小脑梗死或出血的漏诊，将可能耽误继发性的脑水肿和脑疝的治疗。

根据小脑病变患者的临床检查和下述表现，常可与前庭神经炎做出鉴别：

- 凝视诱发性眼震（眼震方向随凝视方向的改变而改变），而非方向固定的自发性眼震。
- 明显的共济失调使其无法站立，前庭神经炎患者通常在睁眼时能够站稳。
- 扫视性跟踪、前庭 - 眼球反射抑制障碍、肢体共济失调或构音障碍等其它小脑体征明显。
- 甩头试验正常（但需除外伴有迷路受累的小脑前下动脉梗死）。
- 冷热试验正常。在床边用 50ml 注射器行冷水（20℃）试验，可引起朝向对侧的水平型眼震，相反，当刺激前庭神经炎患者的患耳时自发性眼震无变化，而刺激健侧耳时自发性眼震减弱。

表 3.5 概述了急性眩晕伴自发性眼震的鉴别诊断，这些疾病的更多细节将在本章稍后部分详述。

自然病程

前庭神经炎的治疗原则可总结为两个要点：a. 所有患者均可自然

好转，很少有后遗症。b. 前庭功能锻炼可加速中枢代偿和促进康复。

半数患者的外周前庭功能可在数周或数月内恢复。症状恢复通常较快且与外周前庭功能基本无关；多数患者在数天内即可站立走动，数周后症状完全消失。轻微的后遗症包括短暂的振动性幻觉和当头部快速转向患侧的平衡障碍。不到 20% 的患者残留有长期的平衡障碍、头部运动耐受不良以及继发性焦虑等。不能完全康复的因素包括有老龄以及合并 CNS 疾病。大约 20% ~30% 患者可出现患侧后半规管的继发性 BPPV。

患者的临床表现可完全正常。但其前庭功能却不一定完全恢复，且可通过下述几个简单的检查予以查证：

- 弗仑泽尔眼镜检查可发现朝向健侧细小的残余自发性眼震。
- 遮盖一只眼后，用眼底镜检查另一只眼时可更容易地发现自发性眼震。但须记住通过眼底镜看到的眼震方向与实际眼震相反。
- 用力摇头 20 秒会暂时性增加前庭核活动的不对称性，可引发朝向健侧和持续数秒钟的眼震。应用弗仑泽尔眼镜能更清晰地观察到此类眼震。
- 至少 70% 单侧前庭功能丧失患者的甩头试验一生都呈阳性。
- Romberg 强化试验（患者一只足的足跟置于另一只足的足趾前端呈直线闭眼站立）更易发现侧倾现象，慢性单侧前庭功能丧失患者显示向病灶侧倾倒。此检查至少应重复三次，以确保结果的可靠性。

单侧前庭功能丧失后，促使眩晕和自发性眼震停止的过程称为中枢代偿。其基本原理是促使受累侧外周神经传导受阻的前庭核神经活动尽快恢复正常，当双侧中枢前庭神经元的神经活动一旦达到对称时，眩晕与自发性眼震就会消失。另外，受累侧的神经活动还可通过健侧跨中线的外周抑制性传入冲动进行调节。这种机制至少能增强头部以低速或中速向病灶侧转动时的前庭 - 眼球反射能力（图 3. 3）。

良性发作性位置性眩晕（BPPV）作为前庭神经炎的并发症，乍看起来是难以理解的，因为病后迷路功能已丧失，无法产生神经冲动而再

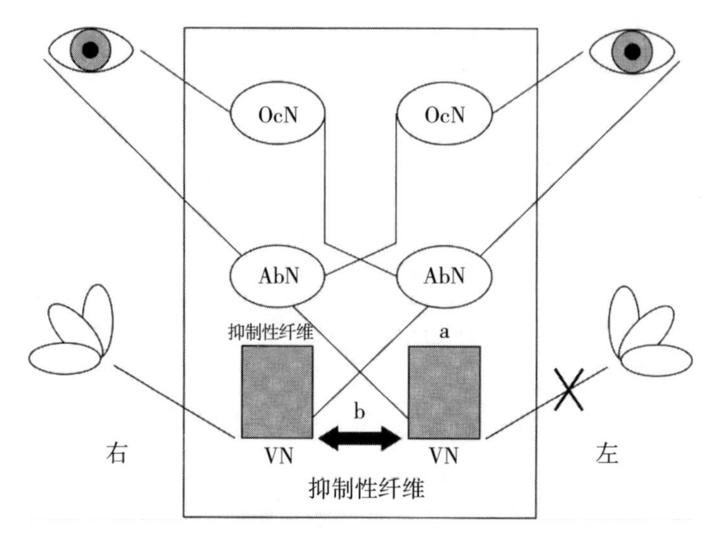

图 3.3　单侧前庭外周性病变的中枢代偿机制

a：患侧前庭核在无外周信号传入的情况下神经元活动的恢复可使自发性眼震停止（静态代偿）。b：健侧，通过跨大脑中线的抑制性脑干通路，对病侧前庭核神经活性进行调节（动态补偿）。

出现任何症状。最近的研究发现，支配后半规管的前庭神经下支在前庭神经炎中很少受累，为椭圆囊上脱落的耳石进入后半规管后刺激壶腹嵴所引发的眩晕症状获得了解释。

治疗

急性期的处理包括短期的卧床休息和应用前庭抑制剂（如苯海拉明栓剂 150mg，2 次/日）。用药不应超过 2 次/日，因为至少在实验动物中发现镇静药物会抑制前庭的代偿功能。此阶段患者通常可以开始进行前庭功能锻炼，以加速平衡功能的恢复（图 3.4）。前庭功能锻炼不仅包含视觉性和姿势性的锻炼，还包括促进多感觉整合以及眼－头协调的复合型运动。前庭康复的详细内容见第八章。典型患者可在 1 周内出院，但仍需在家康复训练 2～4 周。

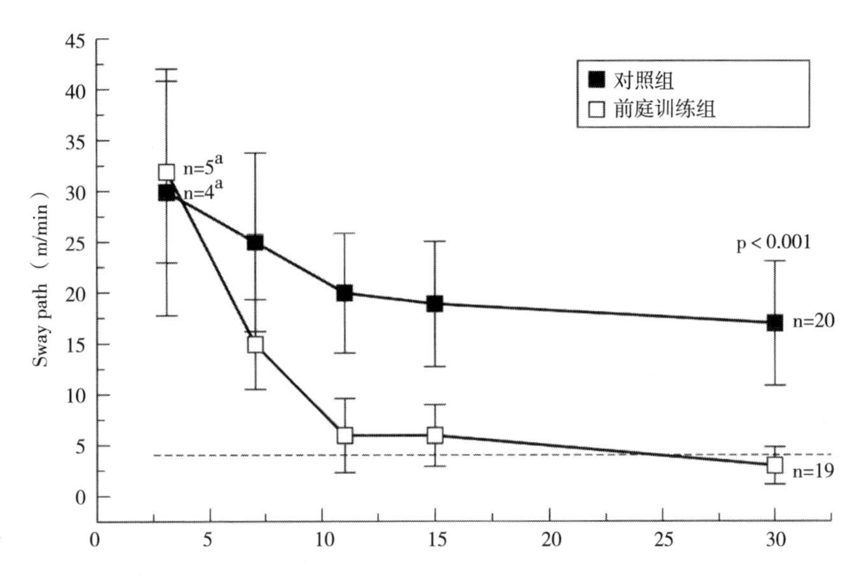

图 3.4　受过前庭训练的前庭神经炎患者组与对照组的平衡能力比较

在姿势描记平台上对摇晃进行记录，以重心移动轨迹（m/s）表示。在 30 天内每天做 3 次，每次 30 分钟。虚线示正常范围的高限。

一项随机试验证明，口服激素类药物对急性前庭神经炎的外周前庭功能恢复有效。该试验使用初始剂量为 100mg 的甲强龙，并在 3 周内逐渐减量，冷热试验证明该方法可将前庭功能康复率由 40% 提高到 60%，但其长期效果尚不明确。

◆ 脑干和小脑病变

脑干和小脑病变并不是急性眩晕的常见病因，仅占急诊就医的眩晕患者人数的 10% 以下。如被漏诊而未得到及时治疗将会引起严重后果，例如基底动脉血栓形成者应在时间窗内给予溶栓治疗，但被延误等。不加选择的系列性影像学检查并不合适，不仅因为影像学检查代价高，而且敏感性和特异性低。早期的脑缺血小灶性脱髓鞘病灶很难被发现，更主要的是影像学所见的脑干或小脑病灶常与眩晕无关。因此临床医师一定要根据患者的表现确定是否需要影像学检查（表3.3）。

表3.3　急性眩晕病人需核磁共振检查的指征

临床标准	可能的诊断
具有老龄或血管病危险因素背景的突发性眩晕	迷路或位听神经进入脑干处的缺血？
突发的严重听力丧失	AICA闭塞所致伴有脑干/小脑梗死的迷路梗死？
病前有过数日或数周无法解释的神经症状的年轻患者	未确诊的MS，位听神经进入脑干处的急性病变？
中枢性眼球运动异常：扫视性跟踪、单纯旋转性眼震、垂直性眼震、凝视诱发性眼震、中枢性位置性眼震、偏斜视*	脑干或小脑中枢性前庭结构受损？
颅神经受累	脑干病变或脑干附近的肿瘤/炎症？
长束征：轻偏瘫/四肢轻瘫、趾背屈反射、偏身感觉丧失、纳氏综合征	脑干病变？
小脑体征：躯干/四肢共济失调、构音障碍	小脑病变？

*偏斜视是指不对应的中枢性眼球垂直性运动障碍。与眼外肌麻痹所造成的斜视相反，偏斜视是在向各个方向侧视时均出现恒定的斜视。

AICA：小脑前下动脉

MS：多发性硬化

脑干和小脑病变可分为解剖学和病因学两类。根据临床表现病变定位诊断并不困难，定性诊断依靠症状的演变（表3.4）。下文将对与定位诊断有关的综合征进行介绍。当体征与血管解剖相关联时，则血管性病变可能为其病因；反之则可能并非血管性疾病。表3.5概述了一些由后颅窝和内耳疾病导致具有特异眼震类型和伴随体征的急性眩晕。

表 3.4　脑干/小脑病变的病程与病因

时间进程	可能的病因
突然起病，持续数分钟至 2 小时（很少会更长时间）	短暂性缺血发作
突然起病，持续数日或永久	卒中
逐渐进展数日，数日至数周后好转	炎症、脱髓鞘
逐渐进展数日至数周以上	癌性脑膜炎、副瘤病、恶性肿瘤、转移瘤
逐渐进展数周至数月以上	恶性肿瘤、转移瘤
逐渐进展数年以上	良性肿瘤（如脑膜瘤）、低度恶性胶质瘤、退行性疾病

表 3.5　发作持续时间较长眩晕的眼震特点及其他相关体征

疾　病	眼震特点	其他体征
前庭神经炎	向健侧水平－旋转性眼震	甩头试验异常，偏向病灶侧
迷路梗死	向健侧水平－旋转性眼震	甩头试验异常，向病灶侧，听力损害严重
前庭神经进入脑干处的病变	向健侧水平－旋转性眼震	可能有：听力障碍、偏身共济失调、霍纳氏综合征
一侧前庭核的孤立病变	向健侧单纯旋转性（常见）或任何其他类型（少见）眼震	眼偏斜视反应，扫视性跟踪
AICA 供血区完全性梗死	向健侧水平－旋转（前庭性眼震）以及朝向患侧的凝视诱发性（小脑性）眼震	病灶同侧：单侧前庭功能丧失、严重听力障碍、霍纳氏综合征、面部感觉消失、面瘫、肢体和躯干共济失调 病灶对侧：躯体感觉丧失

续表

疾　病	眼震特点	其他体征
PICA 供血区完全性梗死	常向健侧水平－旋转性（前庭性）眼震和向患侧凝视诱发性（小脑性）眼震	病灶同侧：声带麻痹、软腭麻痹、咽反射减弱、霍纳氏综合征、面部痛温觉丧失、肢体和躯干共济失调 病灶对侧：眼偏斜反应、躯体痛温觉丧失
一侧小脑的孤立病灶	同侧凝视诱发性眼震	病灶同侧：扫视性跟踪、VOR 抑制异常、肢体及躯干共济失调、构音障碍
小脑中线孤立病灶	双侧凝视诱发性眼震	双侧：扫视性跟踪、VOR 抑制异常、躯干共济失调
梅尼埃病急性发作	向患侧的水平－旋转性眼震（1 小时），随后朝向对侧并持续数小时，最后可能再朝向患侧	单侧耳鸣、听力丧失、耳部胀满感/受压感
偏头痛性眩晕急性发作	任何类型的自发性或位置性眼震	不稳感（常见）、其他后颅窝症状（少见）

AICA/PICA：小脑前/后下动脉

VOR：前庭－眼球反射

前庭神经根进入脑干区的病变

前庭神经根进入脑干区的轻微梗死或脱髓鞘会影响外周前庭神经冲动向脑干内前庭核的传入，可引起与前庭神经炎相似的表现，称为假性前庭神经炎，发生率很低。除了前庭神经炎的一般症状和体征外，提示神经根进入脑干区的病变特征有：存在血管病危险因素（例如脑缺血）的患者急性发病；既往有无法解释的神经功能受损的病史（例如多发性硬化）；邻近结构受累的相关体征，如听力下降（耳蜗神经及神经核受损）、霍纳氏综合征（一侧脑干交感神经通路受损）、面瘫（入脑区的面神经根受损）、扫视性眼球跟踪运动（小脑受损）和半侧肢体的共济失调（小脑脚或小脑受损）。MRI 检查常可显示其病灶。

一侧前庭核的孤立性病变

大部分前庭核病变的性质是小脑前下动脉和小脑后下动脉供血区的脑梗死所致。有时血管性或脱髓鞘性病变可仅限于前庭核，甚至更为局限，仅累及一侧四个前庭亚核中的一个或几个。临床表现与所累及的亚核相关，但常见的共性表现是：朝向健侧的单纯旋转性眼震或水平－旋转混合性眼震，冷热试验患侧中度麻痹（视频 03.03）。由于支配眼球跟踪运动的神经通路的终末段是从小脑经前庭核而达眼球运动核团的，因此常易遭受损伤。一侧眼球的偏斜视反应（同侧眼球向下的偏斜视，另一侧眼球反向旋转和头倾斜）可能是由上半部前庭核受损所致。

小脑前下动脉（AICA）供血区的完全性梗死

AICA 供应 3 个区域，它们均与前庭系统有关：

- 迷路和第八脑神经。
- 桥脑外侧面，包括位听神经的入脑处和前庭核的一部分。
- 小脑前部和尾部（包括前庭小脑）。

因此，AICA 供血区的完全梗死可引起一系列外周和中枢混合性的前庭神经系统症状：

- 向健侧水平－旋转自发性眼震，甩头试验异常及听力丧失（迷路和第八脑神经受损）。
- 霍纳氏综合征、面瘫、病灶侧头面部和对侧半身痛温觉丧失（桥脑外侧受损）；不同部位的前庭神经核受损引起不同的自发性眼震。
- 步态和肢体共济失调，向病灶侧凝视时可诱发出眼震（小脑受损）。

AICA 分支闭塞会引起部分性梗死，临床症状较少。另一方面，AICA 供血区的双侧症状可能是基底动脉血栓形成的早期表现。由于 AICA 供血区较大，大范围梗死将引起小脑水肿和脑疝，因此及时的影像检查极为重要。

小脑后下动脉（PICA）供血区的完全梗死（Wallenberg 综合征）

PICA 供应包括前庭核在内的延髓外侧和小脑尾段的大部。其供应范围内的梗死多见于椎动脉夹层或闭塞，可引起多种眼震，最常见的是朝向健侧的水平－旋转性自发性眼震以及朝向病灶侧的凝视诱发性眼震。也可见到朝向病灶侧或交替性自发性眼震。约半数患者可见患侧眼球向下的反向斜视。其他表现包括：向患侧倾倒、扫视性跟踪，肢体共济失调、患侧头面部痛温觉障碍、面瘫、咽后壁反射减弱、声音嘶哑（声带麻痹）、吞咽困难、霍纳氏综合征、汗泌障碍，以及病灶对侧半身痛温觉障碍。由于血管分布的个体差异、脑干或小脑血管分支的孤立性闭塞（图 3.5），可引发不完全的 Wallenberg 综合征。PICA 与 AICA 梗死的主要区别是，前者听力正常伴后组颅神经受损。

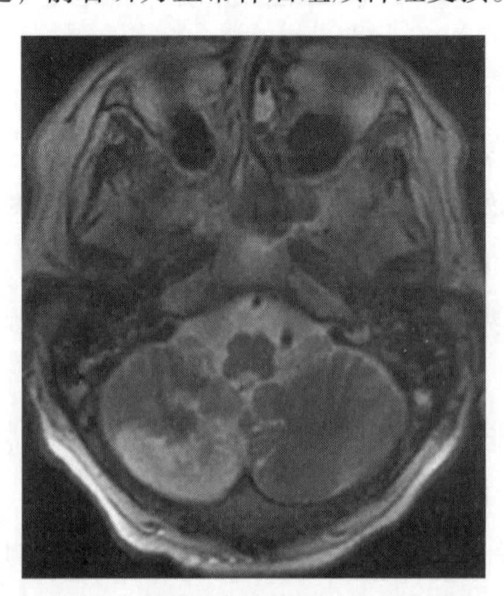

图 3.5　小脑卒中

核磁共振成像示右侧小脑后下动脉小脑分支的选择性梗死，延髓侧部未受损。

小脑孤立性病变

小脑孤立性病变只有损及其尾部绒球、小结叶、蚓垂结构及一些深部小脑核团时才会引起眩晕，因为这些结构与前庭核有着功能上的互相联系。小脑蚓部病变可导致躯干共济失调而不会引起眩晕。小脑病变引起的凝视性眼震较自发性眼震常见。但 PICA 部分梗塞所导致的一侧小脑尾段梗死，由于病灶侧前庭核的失抑制，可引起朝向病灶侧的自发性水平眼震。本病乍看起来很像前庭神经炎，但其甩头试验和冷热试验正常，倾倒及眼震均朝向病侧，伴有严重的共济失调等症状，可协助鉴别。小结叶孤立病灶损害可引起中枢性位置性眼震或周期交替性眼震，即每隔 1 ~2 分钟就会改变方向的自发性眼震。

亚急性双侧小脑综合征常提示药物中毒，小脑炎或副肿瘤性小脑病变相对少见。

◆ 偏头痛性眩晕的首次发作

对急性眩晕患者的问诊，首先需要了解的问题之一是既往有无相同发作史。如果有，鉴别诊断范围可缩小，见第四章中所讨论的疾病，其中最常见的有偏头痛性眩晕、梅尼埃病和短暂性脑缺血发作（TIA）。即使患者称以前未有过类似的发作病史，也应询问是否有过类似但较轻微的发作以便帮助诊断。既使确系首次眩晕发作，也可能是发作性疾病的首次发病。在这种情况下，偏头痛性眩晕就是其中一个需要鉴别诊断的疾病，因为它很常见，可表现为各种类型的中枢性和周围性自发眼震和中枢性位置性眼震。如果伴随共济失调或其它中枢性体征，则可能与椎 - 基底动脉卒中相似。偏头痛发作史或眩晕发作时的偏头痛特征，如搏动性头痛、畏光、畏声或先兆症状，均支持本病的诊断，但只有当类似发作反复发生多次后才能确诊。因此，对于症状持续且属首次发病的疑诊偏头痛性眩晕，建议行核磁共振成像检查。更详细的偏头痛性眩晕资料见本书相关章节。

◆ 梅尼埃病的首次发作

梅尼埃病发作时，眩晕的持续时间通常在20分钟至4个小时之间，因此当患者被送至急诊室时其症状往往已有所缓解，查体可见朝向健侧的继发性抑制性眼震，或朝向患侧的第三期恢复性眼震。诊断伴有听力下降、耳鸣和耳部胀满感的首发梅尼埃病不难。但是，梅尼埃病常以单纯的耳蜗症状（较多见）或单一的前庭症状（较少见）起病，其既往的波动性听力下降史和耳鸣发作史很有诊断价值，否则孤立性眩晕的诊断并非容易。建议进行包括听力电测检查在内的随访，因为多数梅尼埃病患者的全部症状会在一年内先后出现。如果一年后眩晕仍反复发作却无耳蜗症状者，偏头痛性眩晕的可能性则更大。梅尼埃病的更详细资料见有关章节。

◆ 其它原因的急性持续性眩晕

迷路梗死 此病可能是由内听动脉的选择性闭塞所引起。内听动脉通常起源于小脑前下动脉，有时也可直接从基底动脉分出。因内听动脉同时供应耳蜗和前庭迷路，一旦闭塞会同时引起听力下降和眩晕发作。典型病例常见于具有血管病危险因素的老年人，如起病突然和出现前驱性短暂眩晕发作提示发生迷路TIA。

外淋巴瘘 此病同样也有持续性眩晕表现，可伴或不伴有听力下降。如无耳部手术、外伤或压力急骤改变以及胆脂瘤等特殊诱因，诊断则很困难。外淋巴瘘的更多资料见有关章节。

细菌性迷路炎 此情况在抗生素使用后已极为少见，可作为中耳炎或乳突炎的伴随症状，可由细菌的直接感染（化脓性迷路炎）或细菌毒素侵入内耳（浆液性迷路炎）所引起。两者均可出现单侧感音神经性聋和眩晕，但以化脓性迷路炎为多见。治疗包括抗生素的应用和中耳以及乳突感染病灶的手术清除。细菌侵入迷路的另一途径是通过脑脊液（CSF）。因此细菌性脑膜炎患者可能引发双侧迷路炎，常导致永久性的听力和前庭功能丧失。抗生素是主要的治疗措施，如有慢性耳部感染或硬膜外脓肿则需手术处理。

药物或酒精中毒 这类问题对急诊医师来说太常见了，此处仅强调一些重点内容。当主要症状是头晕（而不是眩晕）和平衡障碍，其发病机制最有可能是小脑性药物中毒，查体可发现凝视诱发性眼震、扫视性跟踪眼动、构音障碍、共济失调性步态和常见的轻微性肢体共济失调。此类药物包括苯妥英钠、卡马西平、拉莫三嗪、锂剂和苯二氮䓬类等抗癫痫药。酒精中毒的表现大致相似，但眼震是在头部侧卧位时出现，故称酒精性位置性眼震。这种眼震是由于酒精渗透到迷路所致，中毒早期（1~3 小时内）的眼震朝向位置低侧耳，中毒后期（5~10 小时）眼震则朝向高侧耳。

◆ 诊断困难时该怎么办

当患者处于急性眩晕发作期，根据临床检查常可做出诊断（参见表 3.5）。

体格检查是否完全正常

如果体格检查完全正常，则最常见的原因如下：

发作刚刚结束 患者能证实眩晕发作已经停止，但一段时间内仍感到有恶心症状。医师根据患者病史、前庭试验、电测听力结果可以诊断眩晕。此时影像学检查意义不大，因为短时间的眩晕发作常不会造成结构性损害。

与发作时主要体征无关的可疑病变 例如，某些偏头痛性眩晕患者可能会有晕船感并感觉非常不适，但Romberg试验仅有轻度不平衡，且无自发性眼震，这时应询问偏头痛的伴随症状。

非前庭性的头晕 在急诊科常可见到头晕患者，其病因包括：高血压危象、低血糖、其它代谢疾病、伴有或不伴有过度通气的惊恐发作。

疑似脑干或小脑病变的体征，但影像学检查正常

当眩晕患者出现明确的中枢神经体征，如垂直上跳性或下跳性眼震、凝视诱发性眼震、扫视性跟踪眼动或共济失调，但核磁共振成像所见无异常者，应考虑下列疾病：

影像学检查正常

- 偏头痛性眩晕
- TIA/早期卒中（影像中可能显示无关的血管性病灶）
- 药物中毒，尤其是抗癫痫药或锂制剂
- 副肿瘤性亚急性小脑变性（在最初数月内可无影像学所见）

影像学检查有时正常

- 脑干脑炎（病毒性、自身免疫性）
- 小脑炎（病毒性、自身免疫性）

多发性硬化也可能是其原因之一，因脑干内小的脱髓鞘病灶常无法发现，但常有脑室周围的损害可协助诊断。

第四章　复发性眩晕和头晕

本章主要介绍反复发作的眩晕和头晕。这两种症状可以通过各自的临床表现区分开来，所以将分别介绍。在临床实践中，区别眩晕和头晕可以减少需要互相鉴别诊断的疾病数目。

- 眩晕是一种前庭症状，包括旋转的感觉及其他自身或环境的运动性幻觉。这种环境旋转的视幻觉是有特征性的，需要明确地询问。眩晕常常伴有恶心、呕吐和行走不稳，并且在头位变化时加重。
- 头晕是一种非特异性的症状，包括诸如头重脚轻感、头部不清醒感（头昏。——译者注）、即将晕倒感（晕厥前症状。——译者注），有时甚至是疲倦感、不能集中注意力和焦虑感。

轻微的前庭功能障碍所表现的头晕比眩晕常见。下文所述的眩晕性疾病在某些阶段可表现为明确的前庭症状而并非头晕症状。反复发作的位置性眩晕将单独在第五章中予以讲述。

复发性眩晕

表 4.1　复发性眩晕的诊断要点

疾　病	主要特点
偏头痛性眩晕	自发性或位置性眩晕，每次发作持续数秒到数天；有偏头痛病史；眩晕发作时伴发偏头痛症状；眩晕由偏头痛特异诱因所诱发
良性反复发作性眩晕（可能的偏头痛性眩晕）（见第91页）	临床表现与偏头痛性眩晕相同，但同偏头痛的相关度不明显，如，无个人偏头痛史，整个发作过程中无偏头痛症状

续表

疾　病	主要特点
梅尼埃病	眩晕发作持续20分钟到数小时，同时伴有听力减退、耳鸣和耳胀满感；数年内听力进行性减退
椎-基底动脉短暂性缺血发作	眩晕发作持续数分钟，常伴有共济失调、构音障碍、复视或视野缺损；老年患者伴有血管病的危险因素
反复阵发性眩晕	每天数次短暂的眩晕发作（数秒钟），可伴有耳蜗症状；常对卡马西平反应良好；推测病因是血管压迫第八脑神经
外淋巴瘘	眩晕发生于头部外伤、气压伤、镫骨切除术后，往往由于咳嗽、打喷嚏、用力或高调的声音诱发，症状持续的时间不固定
其他少见的原因	自身免疫性内耳疾病、内耳梅毒、前庭神经鞘瘤、前庭性癫痫、不全代偿的前庭功能障碍、耳硬化症、paget's病、Ⅱ型发作性共济失调、家族偏瘫性偏头痛

◆ 偏头痛性眩晕

表4.2　偏头痛性眩晕的要点

病　　史	每次发作的持续时间不定，位置性眩晕或头部运动耐受不良，常伴有一个或几个偏头痛症状，如头痛、畏光、畏声或者发作先兆；有时眩晕由偏头痛的特异性诱因所诱发，如体内激素的改变或者睡眠缺乏
临床表现	发病间歇期：通常无异常表现 发病期：中枢性或外周性自发性眼震、中枢性位置性眼震、共济失调

续表

病理生理	不明。离子通道的功能障碍？神经递质紊乱？扩散性抑制？
检　　查	首次急性发作可能需要影像学检查以排除后颅窝病变，眼震电图和电测听检查可有异常表现，但没有特异性
治　　疗	前庭抑制剂或曲坦类药物仅适用于急性发作，而对频繁且严重的发作需应用偏头痛预防方案，但缺少对照研究

临床特点

偏头痛性眩晕（MV）是反复发作的自发性眩晕的最常见原因之一，是仅次于良性阵发性位置性眩晕的第二大原因（中国人的情况不一定如此，需要更多研究。——译者注）。大约10%的偏头痛病人患MV，被转诊至专业眩晕诊疗中心的患者中约5%～10%属于MV。偏头痛眩晕可见于任何年龄段，男女发病率为1∶3。家族性的发病情况并不罕见，提示为某个基因异常所致。

目前描述MV的术语仍然混乱，如偏头痛伴发性眩晕/头晕、偏头痛相关性前庭病、前庭性偏头痛、良性复发性眩晕和基底偏头痛等。“基底偏头痛”一词应限定于由国际头痛协会（IHS）制定的基底偏头痛诊断标准，包括一个先兆持续时间（5～60分钟）和至少两个来源于后颅底循环范围的先兆症状。事实上，不到10%的偏头痛患者符合该条件。儿童良性阵发性眩晕乃是一种变异型偏头痛性眩晕，在学龄前以短暂的单一眩晕发作形式发病，这种眩晕几年后往往被典型的偏头痛所替代。

与偏头痛一样，偏头痛性眩晕的诊断也是基于病史。对于偏头痛而言，国际头痛协会（IHS）已制定了诊断标准（见表4.3）。

表 4.3 国际头痛学会关于普通偏头痛的诊断标准

A. 至少 5 次发作符合标准 B ~ D
B. 头痛发作持续 4 ~ 72 小时（未经治疗或者治疗无效）
C. 头痛至少具有以下特点中的两项： 单侧 搏动性 疼痛程度中度或重度 爬楼梯或类似日常活动会加重头痛
D. 头痛发作期至少具有下面的一项症状： 恶心或呕吐 畏光和畏声
E. 不能归因于其他类型的头痛

有前兆的偏头痛比没有前兆的偏头痛少见，这种先兆症状包括持续 5 ~ 60 分钟短暂的神经症状，例如扩大的闪烁性暗点、游走性的偏侧感觉异常，或者少见的瘫痪或失语。这些症状通常都先于头痛发生。偏头痛性眩晕的诊断建议标准见表 4. 4。

表 4.4 偏头痛性眩晕的诊断建议标准

A. 发作性的前庭症状（旋转性眩晕、其他自身运动性幻觉、位置性眩晕、头动耐受不良——由头部运动引起的不平衡感或眩晕）
B. 符合国际头痛学会（IHS）标准的偏头痛发作
C. 至少在两次眩晕发作时具有下列一项以上的相关症状： 搏动样头痛 畏光 畏声 视觉或其他先兆
D. 排除了其他病因

有些人的头痛可能不完全符合HIS对于偏头痛的诊断标准或根本没有头痛，另外一些人在眩晕发作的期间可能没有偏头痛的症候，但他们的其他一些临床特征提示MV这一诊断，例如因为激素水平变化所致或者对偏头痛治疗药物的良好反应。所以，偏头痛性眩晕的诊断标准可能还是有用的（表4.5）。

表4.5 可能性偏头痛性眩晕的诊断标准

A. 至少具有中度的发作性前庭症状
B. 至少具有下列内容中的一项： 符合国际头痛学会的偏头痛诊断标准 眩晕发作期间出现偏头痛症状 偏头痛的特异性诱因，例如特定食物、睡眠不规律、激素水平的改变 抗偏头痛药物治疗有效
C. 排除了其它病因

偏头痛性眩晕的临床表现是相当多变的。它可能表现为自发性旋转性眩晕、位置性眩晕，或头动耐受不良——一种由头部运动引起的晕船感。这些不同的表现可以单独、同时或相继发生。发作持续时间可达数小时甚至数天，起初表现是由位置改变或者头部运动而加重的旋转性眩晕，之后会转变为单纯的位置性眩晕、头动耐受不良或共济失调，并逐渐减轻。与其他前庭疾病一样，在急性期常伴有恶心和平衡障碍症状。偏头痛症状往往不由患者主动提供，而需要通过专门询问才能获得。前瞻性的记录头晕症状和诱因（包括月经周期）的日记，有时有助于提醒病人对特定症状的注意和回忆。

发作持续时间可从数秒钟到大约两周。只有20%～30%的患者发作时间持续5分钟到1小时左右，此时可能因类似偏头痛的典型先兆才被重视，而50%～70%的患者的眩晕发作可长达数小时和数天。一些患者在轻到中度的头晕背景中出现超过数小时的一系列短暂的眩晕发作。这种形式类似于偏头痛患者的轻至中度的疼痛过程中的短暂性针刺样头痛加重。

眩晕和头痛间的短暂相关性因人而不同。只有少数人在眩晕发作时规律地伴有偏头痛，其他人有时可或不伴有头痛，部分人从来就没有体验过这两种症状的同时存在。患者的偏头痛症状在数年内可发生改变，偏头痛发作停止很久后方出现偏头痛性眩晕，这就是为什么需要对患者头痛既往史和偏头痛诸多症状详加询问的原因。

有 10% ~40% 的偏头痛性眩晕患者可出现耳蜗症状，例如听力减退、耳鸣或者耳部胀满感，但缺乏系统的随机性研究。约 5% 伴有前庭耳蜗症状的偏头痛性患者被诊断为梅尼埃病，然而大多数有 MV 和耳蜗症状的病人并不符合梅尼埃病的诊断标准，因为他们的耳鸣和听力减退只是轻度，并且不呈进行性加重。

患者眩晕发作间歇期的神经系统检查和前庭功能检查通常显示正常。曾有报道，冷热试验显示一侧前庭功能减退以及轻度的小脑性眼动异常，提示前庭的周围和中枢神经系统均可能受损。急性发作时的视频眼动图能显示不同类型和组合的自发性和位置性眼震。少数病人的自发水平 - 旋转性眼球震颤和前庭 - 眼球反射（VOR）功能减退与外周前庭功能减退一致。更常见的是中枢性的自发性眼震，如垂直向下、向上或者旋转性的眼球震颤。另外或者单独出现无法用头位变化刺激单一周围半规管所引起的位置性眼球震颤能解释的中枢性位置性眼球震颤。

病理生理学

偏头痛性眩晕（MV）的病理生理过程还未明确。符合偏头痛先兆标准的短暂发作性眩晕曾被假设与迷路的短暂性血液灌注不足有关。与先兆相关的血管收缩通常不足以引发缺血症状，而仅仅是一种继发现象。血管痉挛可导致视网膜偏头痛的缺血，但此机制能否影响迷路血管现时还难确定。

当导致皮质先兆症状的扩散性抑制波影响到前庭皮层区域时可能引发眩晕，但急性偏头痛性眩晕的复合型眼震并不见有皮质机制的参与。

MV 的另一解释是，由人们所共知的偏头痛时体内释放原本能参与调节前庭功能的神经递质所致。这些神经递质包括：去甲肾上腺素、5－羟基色胺、多巴胺和降钙素基因相关肽。不同患者体内不同部位和不同神经递质的活化也许就是 MV 临床多样性的原因。最近有假设认为 MV 与离子通道的基因缺陷有关，该缺陷被认为是引起周期性麻痹、发作性共济失调和家族偏瘫性偏头痛等多种阵发性疾病的原因。有趣的是，发作性共济失调和家族偏瘫性偏头痛往往伴发搏动样头痛和阵发性眩晕。此外，碳酸酐酶抑制剂乙酰唑胺可以治疗几种离子通道病，对 MV 同样有效。据此推测，大脑和内耳的离子通道缺陷可能导致局部离子的不平衡，引发内耳感受器和中枢前庭结构的暂时性功能障碍（图 4.1）。

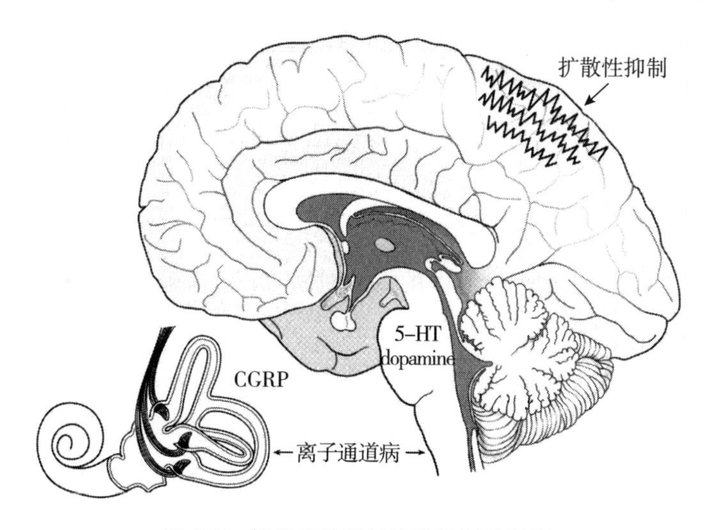

图 4.1　偏头痛性眩晕产生机制的假说

扩散性抑制到达前庭皮层区域，前庭神经核释放多巴胺（或其他神经递质），脑干或者前庭终末器管释放神经肽（CGRP），离子通道功能障碍干扰迷路、脑干或小脑的功能。

检查

不论是偏头痛还是偏头痛性眩晕都不能根据生物化学、神经生理学或影像学检查来予以诊断，因为这些检查的作用有限。眼震图和听力测试可以反映反复发作后内耳功能障碍的程度（如：冷热试验单侧麻痹）。影像学检查对排除表现为急性中枢损害的后颅窝病变是有益的；对病史较长且发作间歇期无异常的眩晕患者，影像学检查通常并不需要。

鉴别诊断

偏头痛性眩晕乃是一种前庭性疾病，应与非特异性的、因偏头痛发作时的直立性低血压所致的头晕相鉴别，这种头晕是因中枢多巴胺能神经过于敏感所致。

偏头痛和眩晕乃是一般人群中常见的症状，有可能同时发生在一个病人身上。事实上，偏头痛者可患有任何一种前庭性疾病，且其梅尼埃病和良性复发性位置性眩晕的发病率有所增加，如一些典型的梅尼埃病患者在发作期伴有头痛和其他的偏头痛症状。这些患者的梅尼埃病诊断应被保留和用来指导治疗方案的制定。一般来说，梅尼埃病与偏头痛性眩晕的不同之处在于眩晕发作的持续时间（梅尼埃病发作时间从 20 分钟到数小时；偏头痛性眩晕的发作时间有时可达 2 周），以及头痛的表现（在偏头痛性眩晕中显得更普遍和更严重）和耳蜗症状（梅尼埃病中更常见和更严重），还表现有进行性的听力减退（典型梅尼埃病）。

以下几个特征的出现可能有助于对椎－基底动脉短暂性缺血发作的鉴别，包括：常伴发的偏头痛症状，缺乏血管病的危险因素，起病年龄较小，发作持续数小时后能完全缓解，频繁或长达数年/数十年的反复发作却从不遗留任何脑组织梗死的表现。有时，持续数秒钟的发作可能很难与前庭阵发症相鉴别，每天高频率的反复发作趋向于后者的诊断。应用卡马西平试验性治疗或偏头痛性预防药物治疗，有时可将两者加以区别。

颈部发作性疼痛和眩晕的组合往往被当做颈椎病而做出颈性眩晕的诊断。然而，颈性眩晕确实是令人困惑的一个诊断，至今一直还没有令人信服的定义。在急性发作期伴随偏头痛、恶心、畏光、畏声及颈部活动保持自如时，应该诊断偏头痛性眩晕。

治疗

到目前为止，偏头痛性眩晕的治疗方案并没有坚实的科学基础，因为缺乏足够规模的对照研究。治疗策略是参照偏头痛的治疗原则，主要采取两种方法：急性发作时的对症治疗和发作间歇期的预防性治疗。考虑到从药物摄入到显效时存在一个潜伏时间，所以只有当急性发作的持续时间达到 1 个小时以上时，相应的治疗才有价值。为了缓解眩晕和恶心的症状，任何前庭功能抑制剂都可以使用（见第八章），但病人应被告知这种药物有镇静的副作用。作为一种选择，可以试用曲普坦类药物。根据一些初步的证据，曲普坦类不但可以缓解偏头痛，而且也可以缓解偏头痛性眩晕。当恶心严重时，前庭功能抑制剂和曲普坦类药物除口服外还均可静脉或肌肉注射给药（表 4.6）。临床应用非甾体抗炎药物、阿片类和麦角衍生物的经验有限，效果也不确定。

表 4.6　偏头痛性眩晕的药物治疗

药物和剂量	常见副作用	禁忌症或注意事项
急性发作用药：		
茶苯海明 50 ~ 100mg 口服，或 150mg 直肠栓剂给药，每 8 ~ 12 小时一次	镇静、口干	青光眼、哮喘、尿潴留
地西泮 2 ~ 10mg 口服、直肠栓剂给药或者静脉注射，每 6 小时一次	镇静、嗜睡	肺功能不全者慎用
舒马普坦 50 ~ 100mg 口服，5mg 鼻内给药，25mg 直肠栓剂给药，6mg 皮下注射，20mg 鼻内给药	胸痛、咽喉紧缩感、心悸、感觉异常	冠状动脉疾病、低血压，使用麦角胺时应注意

续表

药物和剂量	常见副作用	禁忌症或注意事项
佐米曲普坦 2.5mg 口服	同上	同上
利扎曲普坦 10mg 口服	同上	同上
预防用药：		
普萘洛尔 40~240mg/天，口服	心动过缓、支气管痉挛、心脏传导阻滞、低血压、抑郁、疲劳、四肢发冷	慢性阻塞性肺病、心动过缓、心脏传导阻滞、糖尿病、外周动脉疾病
美托洛尔 100~200mg/天，口服	同上	同上
丙戊酸 500~2000mg/天，口服	恶心、体重增加、震颤	肝病
阿米替林 25~200mg/天，口服	镇静、低血压、意识模糊、口干、罕见的心律失常	心律失常、青光眼、尿潴留、躁狂症
雷洛昔芬 1.5mg/天，口服	镇静、口干、体重增加	青光眼、尿潴留、肥胖
氟桂利嗪 5~10mg/天，口服	镇静、体重增加、抑郁症加重、帕金森样症状	
托吡酯 50~200mg/天，口服	谵妄、精神病、体重减轻、感觉异常	精神异常
乙酰唑胺 500~750mg/天，口服	感觉异常、高血糖、低血钾	严重肾脏或肝脏疾病、低血钾

多数专家认为，频繁和严重发作的患者可能受益于偏头痛预防药物，如β-受体阻断剂或阿米替林（见表4.6）。对偏头痛性眩晕，乙酰唑胺虽然有时会出现难以耐受的感觉异常以及乏力等不良反应，但仍是一种有益的辅助预防用药。治疗方案的确定需要综合考虑疗效、副作用和个体合并症。因此高血压的男性可以首选β-受体阻断剂，而有抑郁症的女性则可能从阿米替林中获益。肥胖患者需谨慎选择丙戊酸钠、雷洛昔芬、阿米替林及氟桂利嗪，低血压则一般不能使用β-受体阻断剂和阿米替林，在这种情况下，托吡酯可以是一个明智的选择，因为它不影响血压甚至还可能降低体重。应该和患者讨论制定一个现实的治疗目标（控制50%~70%的症状）。以最低有效剂量开始用药并缓慢加量

从而最大限度地减轻不良反应。例如，普萘洛尔以 20mg、每天三次开始，如果需要并且可以耐受的话，可以每 3 天增加单次剂量至 30mg 或者 40mg，然后增至 60mg ~ 80mg。在男性中普萘洛尔代谢的速度更快，60mg 或者 80mg，每天三次，通常是必须的。阿米替林因具有镇静效果应该在晚上服用，由于其半衰期较长，每日口服一次就足够了，特别是当一个智障者准备使用时，起始剂量应为 25mg；但在体重较轻或敏感的个体可能只需 10mg，可每 3 天增加一次剂量，直至 50mg 或 75mg，偶尔可能需要高达 200mg 的高剂量。

疗效可能需要 2 ~ 3 个月才会变得明显和确定，患者应当记录头痛和眩晕发作的日记以监测疗效。经过 6 个月的药物治疗，可尝试将药物逐渐减量。很难预测病程，因为多数患者具有长时间缓解期，在此期间的治疗是不必要的。

非药物预防包括：消除偏头痛的诱因，压力缓解训练，有氧运动（如坚持慢跑、骑自行车或游泳），生物反馈和放松训练。

◆ 良性复发性眩晕

良性复发性眩晕这个词蕴含着与偏头痛的因果关系。一些作者将此用在更广泛的意义上，它包括所有种类的偏头痛性眩晕，而其他人（包括作者们）仅将它限定于怀疑但不能确定的偏头痛性眩晕，后者把良性复发性眩晕和可能的偏头痛眩晕联系起来，正如前面所讨论的那样。还有另外一组病人，他们表现为单纯的复发性眩晕，没有任何偏头痛病史、发作期的偏头痛症状或典型的诱因，甚至不符合可能偏头痛性眩晕的诊断标准。这种发作仍然可以由于偏头痛的机制造成，就像单纯偏头痛先兆可以发生在从未有过典型偏头痛的患者。由于病理生理学的假设性，良性复发性眩晕这个中性命名比其他任何包含偏头痛的命名更加适合。这一概念的临床意义是，排除其他可能原因的复发性眩晕之后（见表 4.1），偏头痛预防治疗（表 4.6）很值得一试。

◆ 梅尼埃病

梅尼埃病的特点是反复发作性眩晕合并耳蜗症状。相关的病理改变是内淋巴管扩张水肿。内淋巴管水肿，可为原发性或继发于内耳外伤、感染和代谢紊乱。只有原发性者（更常见）称为梅尼埃病，有病因可查者称为梅尼埃综合征。

表 4.7　梅尼埃病的要点

病　　史	眩晕发作持续 20 分钟到数小时，常常伴有单侧耳鸣、听力减退和耳部胀满感；早期表现为波动性的听力减退，可恢复正常；之后听力呈进行性减退
临床表现	早期，发作间歇期正常；之后出现病侧的听力减退
病理生理学	内淋巴腔内压力增加（水肿）导致机械性和化学性刺激损伤迷路感受器
辅助检查	早期听力测试发现低频听力减退，之后听力呈进行性减退；对可疑病例应行耳蜗电图检查，冷热试验发现一侧半规管麻痹
治　　疗	前庭抑制剂用于急性发作；试用倍他司汀，低盐饮食加用或不加用利尿剂来预防；鼓室内注射庆大霉素；迷路切除术和前庭神经切断术可用于治疗病情严重并频繁复发的患者

梅尼埃病是非常少见的，除非是由于我们的牵强诊断。报告显示每 10 万个人中只有 20 ~ 200 个人患有梅尼埃病，而偏头痛性眩晕则可达到 1000 个患者。男女的发病率几乎相等，典型的发病年龄在 30 岁到 50 岁之间。很少见首次发病在 70 岁以后或 20 岁之前，仅 10% 属于家族性。

临床特点

梅尼埃病的标志性症状是发作性眩晕、听力减退、耳鸣以及耳胀满感。通常的耳蜗症状如隆隆样或吹风样耳鸣、耳部压迫或胀满感以及听力减退；数秒或数分钟后眩晕发作，强度迅速达到高峰并在20分钟到数个小时后逐渐减弱。常见的伴随症状包括恶心、呕吐、出汗和失去平衡，个别严重者可能出现腹泻。通常，病人被迫躺着一动不动，直到发病停止，因为任何的头部运动都使症状加重，发作之后的一两天内患者都会感觉不舒服。在病初的数分钟内，刺激性的自发眼震朝向患耳侧，在随后的数小时到一天内则出现抑制性的自发性眼震则朝向健侧，最后出现另一逆转性的眼震，即所谓的复苏性眼震，再持续数小时。

病程早期，前庭症状和耳蜗症状可能呈单独性发作，一到两年后，症状谱才会完整地出现。因此，一个病史很长的反复发作的单纯性眩晕患者不太可能患梅尼埃病，有些病人可能因为关注眩晕而忽视了耳聋。因此，注意所有症状并书写眩晕日记可能帮助查明疾病真相。

发作频率从一周两次到少于一年一次，其变化很大。病程初期，眩晕发作后的听力减退和耳鸣可完全缓解，听力图检查尤其是低频听力的损伤可为诊断提供所需的基本信息。随病程的进展，由于进展性的听力损伤叠加到波动性的听力损伤之上，最后全频段听力均可出现损伤；与此类似，耳鸣最终呈持续性，但其强度可有波动。经过5～15年，梅尼埃病发展到尽头，眩晕也就终止发作，但可出现持续性的轻度平衡障碍，患侧听力损伤严重（并非全聋）且耳鸣持续。约有40%患者的双侧内耳均可受损，波及对侧耳的时间可能出现在第一年或多年后的眩晕急性发作期。

梅尼埃病患者出现猝倒但不伴有眩晕和意识丧失者，称为“特玛金耳石猝倒危象”，可见于梅尼埃病的各个阶段并使梅尼埃病变得更为复杂。“特玛金耳石猝倒危象”发作时，患者会突然感到被推倒，但常能很快站起来并继续原来的活动。良性阵发性位置性眩晕是梅尼埃病的另一并发症，有报道称其发生率可高达40%。

迟发性内淋巴管水肿，属另一种类型梅尼埃综合征，可发生于由任一原因所致耳聋多年甚至几十年后的患者。梅尼埃病样的症状可影响到一侧或双侧内耳，提示免疫机制在发病中的作用。原本的耳聋可能掩盖梅尼埃病样的耳蜗损害，但耳部压迫和胀满感却提示内淋巴管的水肿。

病理生理学

内淋巴管（腔）水肿几乎是所有梅尼埃病尸检的一致结果。水肿源于内淋巴液产生过多或吸收减少，但内淋巴管扩张以及阵发性和进展性内耳功能减退的机制不清楚。由于内淋巴管和内淋巴囊参与内淋巴液的吸收，所以有一种理论认为，内淋巴管水肿源于内淋巴管和淋巴囊的阻塞。结扎内淋巴管后豚鼠出现了内淋巴管水肿，但猴子却无此变化。最新的研究提示，内淋巴液容积和成份的平衡依赖于离子转运活性，所以内淋巴管水肿可能是一种离子通道病。

有几个假说试图解释梅尼埃病的发作性和最终的不可逆性的症状特点。传统的观点认为，内、外淋巴液之间隔膜的破裂可导致钾离子浓度失衡（正常情况下内淋巴液中的钾浓度高于外淋巴液），从而出现毛细胞功能的暂时性障碍；膜破裂的快速愈合可使离子浓度重又恢复正常。另外一种观点认为，内淋巴管水肿后的压力改变导致内耳上皮和毛细胞的血液供应障碍，并导致迷路毛细胞离子通道功能障碍（图 4.2）。

检查

梅尼埃病的诊断是基于前庭和耳蜗共同受累而出现的症状及其动态变化。应用听力图有利于发现早期的波动性感音神经性低频听力损伤。耳科专业用的耳蜗电图有利于鉴别病史模糊者的感音性听力损伤和梅尼埃病内淋巴积液的特征表现（综合电位与动作电位的比值增大），但由于耳蜗电图的敏感性并不十分理想，有些梅尼埃病可能会被漏诊。脑干诱发电位（BAER）检查通常显示正常。眼震电图和视频眼动图可在大多数患者中发现水平性眼震，眼震朝向患侧或健侧，提示病侧迷路的功能处于激惹或低下期。冷热试验发现 50% 患者的病侧及 20% 患者的健

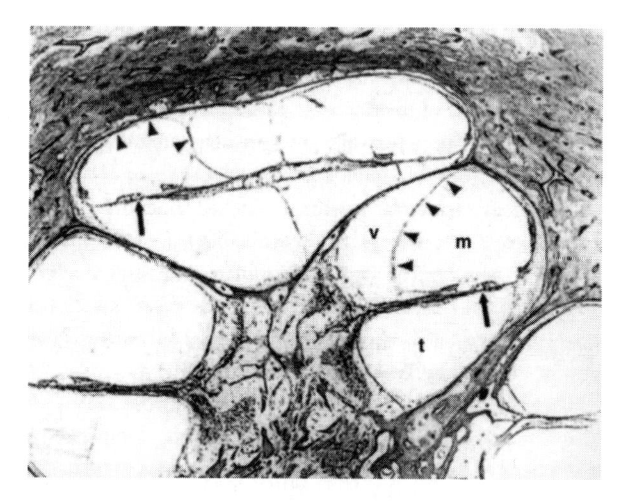

图 4.2　内耳的内淋巴水肿

耳蜗的内淋巴腔膨胀（长箭头示）导致柯替氏器移位（箭号示）。
M：中阶（内淋巴腔）　　v：前庭阶　　t：鼓阶

侧的反应减弱，10% 患者一侧的前庭功能完全丧失；反复检测发现，40% 患者的冷热试验反应减弱存在波动。影像学检查通常没有价值，仅应用于病史特殊者（如进展性而非波动性的听力损害），BAER 结果异常或发现局灶性神经损害体征时，均提示小脑－桥脑角占位病变。双侧迷路均受累时，应筛查梅毒螺旋体抗体血清荧光试验（FTA－ABS）和进行自身免疫性内耳病的有关检查。

鉴别诊断

能造成内淋巴积液并出现梅尼埃病样症状的情况还包括以下疾病：脑外伤后、病毒、细菌性和梅毒性迷路炎以及耳硬化症。没有内淋巴积液但却出现发作性眩晕合并耳蜗症状的疾病包括：椎－基底动脉 TIA、外淋巴液瘘、内耳梅毒、自身免疫性内耳病、前庭阵发症、听神经瘤以及耳硬化症，通过临床表现和有关实验室检查，常可将上述疾病与梅尼埃病进行鉴别（表 4.8）。

表 4.8　梅尼埃病的鉴别诊断

诊　断	鉴别要点
椎 - 基底动脉短暂性脑缺血发作	发作持续数分钟，多为老年患者，存在血管病危险因素，少有持续数周或数月以上发作者（超过数年者罕见）
外淋巴瘘	通常发生于头部外伤、过分用力、气压伤和胆脂瘤，症状常由压力改变或大声所诱发
内耳梅毒	早期即出现双侧迷路受累，存在先天性或获得性梅毒感染的证据，尤其是出现间质性角膜炎，FTA - ABS 检测阳性
自身免疫性内耳病	进展快以及早期出现双侧受累；存在其他自身免疫性疾病证据；自身抗体检测可为阳性
前庭阵发症	短暂发作（数秒），一日数次；如果存在听力损害，程度较轻
听神经瘤	进展性而非波动性的听力障碍和耳鸣；通常 <50% 的患者出现轻度眩晕；BAER 和 MRI 检查异常
耳硬化症	多在 30 岁之前发病，听力损伤突出，传导 ± 感音神经性聋，通常为双侧受累

BAER：脑干听觉诱发电位

MRI：核磁共振成像

治疗

现时虽无法阻断梅尼埃病内耳病变的进展，但可通过心理、药物和外科手术有效地干预和减轻临床症状。首先应如实地告知患者该病的相关知识，力求患者对病情的了解和治疗上的配合。当患者了解到该病具有较长的无症状间歇期和自限性时，其恐惧心理可能会获得部分缓解。如果部分患者担心会完全耳聋时，应告诉以下事实：多数患者的对侧耳听力正常，患侧耳的残存听力还可借助听器获得改善。当患者出现焦虑或抑郁情绪，或合并精神障碍性头晕，甚至成为其主要问题时，应该进行心理咨询和有关药物治疗。

急性发作时可使用前庭抑制剂控制症状，如果恶心严重可采用直肠给药（见第八章）。患者出差时应携带栓剂，清洁袋和手机对患者来说也很有必要。虽然各种预防方案很多，但均没有经过设计良好的随机试验验证。在许多国家得到广泛应用的倍他司汀（6～24mg，每日三次），被认为可减少发作频率和严重程度，然而证据相对有限。初始治疗时，许多神经耳科医师通过控制盐摄入或同时合用脱水剂（如苄氟噻嗪2.5～5mg，晨服）以求控制症状，其依据是上述措施可以减轻内耳的液量。对添加了防腐剂的腌制品、罐头、奶酪甚至普通面包等食品也需视情况予以适当限制。通过饮食控制和尿钠监测，力求尿钠排出量<50mmol/天。用倍他司汀和低盐饮食/利尿剂应该坚持至少2个月，期间应让患者写眩晕日记。同时还应告知患者这些预防措施不能阻止听力减退，也无法延缓听力减退的进程。

如果眩晕的发作频率和程度在数月内一直较高时，应考虑是否采取创伤性治疗。迷路后径路的前庭神经切断术可使90%以上患者的眩晕消失并且不损害听力。经鼓膜向中耳内灌注庆大霉素是另一种创伤较小较好的替代疗法，药物经圆窗膜进入内耳主要影响前庭毛细胞，多数患者的听力不会遭到损害。内淋巴囊切除术目前已遭到否定，因为在临床对照试验中发现其疗效并不优于假手术组。

◆ 椎－基底动脉短暂性脑缺血性眩晕

临床特征

典型的椎－基底动脉TIA（短暂性脑缺血发作）所致的眩晕，病人年龄一般超过55岁，具有吸烟、高血压、糖尿病或高脂血症等血管病危险因素。因为反复栓塞导致迷路或前庭神经核损伤是不太可能的，因此心脏病并不是此病的常见危险因素。

表 4.9　短暂性脑缺血性眩晕的要点

病　史	突发的自发性眩晕持续数分钟，通常伴随后循环供血区的其他症状，如面部麻木、复视，以年老患者多，具有血管病的危险因素
临床表现	查体可能发现动脉粥样硬化、脑或内耳缺血的先期证据，如颈动脉杂音、轻偏瘫或听力减退
病理生理	短暂的迷路血流灌注不足，前庭核或小脑受累并不常见
检　查	听力图和冷热试验用于检查迷路损害，血管检查包括颈部血管超声、MRA、脑血管造影仅适用于有适应症者
治　疗	控制危险因素、抗血小板药、极少需要其他抗凝剂

可能出现孤立的眩晕发作，也可伴发后循环供血区的其他症状（见表4.10）。然而，大多数孤立性眩晕患者在其他时间发作中可出现后循环供血区的其他症状，所以，当孤立性眩晕发作超过一定时间（>6个月），椎－基底动脉 TIA 的诊断就无法令人信服。椎－基底动脉 TIA 性眩晕起病突然，虽然 TIA 的持续时间人为地限制在 24 小时内，但多数情况症状持续几分钟或 1～2 个小时。缺血性眩晕极少是由转头或伸展颈部所引起；相反，大多数的颈部运动相关性眩晕事实上是前庭疾病，如良性位置性眩晕或单侧性前庭病变的失代偿（颈部运动相关性眩晕的细节见第五章）。

病理生理学

临床检查会发现血管病的体征，如大动脉搏动减弱或杂音。如发现反应迟缓、腱反射不对称、巴宾斯基征、视野缺损、眼球运动异常或单侧听力丧失等，常提示患者以前可能发生过脑梗塞。椎－基底动脉 TIA

表 4.10　42 例椎 - 基底动脉病性眩晕者的相关症状

症　状	人　数
视觉（复视、视野缺损）	29
跌倒发作	14
平衡障碍、共济失调	9
肢体瘫痪	9
意识障碍	7
头　　痛	6
听力减退	6
意识丧失	4
肢体麻木	4
构音障碍	4
耳　　鸣	4
口周麻木	2

可与由既往脑干卒中或脑白质小血管病导致眩晕或平衡障碍等其他血管病的症状并存。

后循环同时供应前庭系统的中枢和周围部分。小脑后下动脉（PICA）从椎动脉发出，供应小脑尾端和延髓外侧，包括前庭神经核部分的尾端。小脑前下动脉（AICA）分支起源于基底动脉，供应小脑中部、桥脑外侧、前庭神经核的背侧部、前庭神经和迷路。因此，椎 - 基底动脉缺血所导致的眩晕可能源于迷路也可能源于脑干。人们更偏爱将眩晕归因于迷路的原因：迷路动脉细小，常发现该类眩晕患者单侧的半规管麻痹以及蜗性听力障碍。

多种不同的机制可能导致前庭结构的暂时性局部缺血：如小血管闭塞、动脉到动脉的栓塞、大血管狭窄伴或不伴血栓形成以及动脉夹层等。心源性栓子通常影响不同流域的血管，但是不大可能引起反复发作性眩晕。有文献报道，头颈部极度转动时椎动脉受压，从而产生椎 – 基底动脉灌注量的降低，但这种情况极其罕见（旋转性椎动脉压迫综合征）。

检查

听力和前庭功能检查对发现迷路的永久性损伤非常有用，偶尔可发现中枢通路的损伤。超声检查能发现颅内外大血管的狭窄或闭塞，核磁共振血管成像（MRA）可发现中等程度大小的血管病变，动脉夹层可能需要进行脑血管造影（DSA）检查。经食道的心脏超声检查有助于发现主动脉弓上的斑块和血栓，后者是后循环栓塞的一个主要来源。

鉴别诊断

当具有血管危险因素的老年病人出现无诱因的眩晕发作并持续几分钟，同时又合并有后循环相关的其他短暂性症状时（见表 4. 10），本病的诊断比较明确。此时，唯一需要鉴别的是基底动脉性偏头痛，同样会出现上述症状，但基底动脉性偏头痛偶尔出现于老年人，此时应询问偏头痛的病史和眩晕发作时的相关偏头痛伴随症状。当仅有眩晕和听力障碍而没有其他后循环症状时，应当考虑其他迷路疾病（见表 4. 1、4. 8）。孤立的无诱因的反复发作性眩晕超过 6 个月时，很难诊断为血管病，而更应考虑与偏头痛相关的眩晕。

治疗

医师和病人均应承担控制血管病危险因素的责任。在椎 – 基底动脉 TIA 的病人中，每年脑梗塞的发病率大约在 4% 左右，应用抗血小板药如阿司匹林或氯吡格雷，可降低其危险性。由动脉粥样硬化引起的 TIA 通常不用口服抗凝药，然而严重的椎-基底动脉狭窄和眩晕频繁发作的 TIA，发生脑干卒中的风险很高，应用抗凝剂可能会终止其发作。椎-基底动脉的血管成形术近年来应用得越来越多，但其远期效果还没有合理的评估。

◆ 前庭阵发症性眩晕：是否为血管压迫第八脑神经

一些反复发作性眩晕，由于其发作时间很短（仅数秒钟），一天发作多次，发作间歇期无症状，临床评估困难，所以诊断无从下手。神经外科医师曾首先提出“血管压迫第八脑神经”的新概念，其机制类似三叉神经痛和偏侧面肌痉挛，使用神经血管解压术可获得良好疗效。由于这类眩晕多具有强烈的位置性成分，外科医师将其归属于“位置性眩晕”系列，但由于缺乏可靠的诊断标准和没有充分排除包括良性位置性眩晕等其他疾病而受到质疑。磁共振成像和尸体解剖研究显示，健康人群中有 20% 的个体存在血管与第八脑神经的无症状性接触。因此，即使放射学或外科手术发现有神经与血管接触，也不足以诊断其为神经血管压迫症。一些作者甚至还怀疑该病的存在，几例资料完整的病例报告显示发作性眼球震颤可能起源于脑干内病变。但另一方面，也发现有支持第八脑神经被血管压迫的证据，如一些得到确认的面神经血管压迫症患者同时合并有发作性的前庭-耳蜗症状，在手术中发现相邻的第七和第八脑神经遭受血管的压迫。Brandt 和 Bieterich 报道了一组眩晕发作持续短暂、头位改变时加重（表 4. 11）、卡马西平治疗全部有效的病例，并将其命名为周围性前庭性阵发症。位置改变对诱发此类眩晕发作的敏感度尚存在争议，因缺乏眼球震颤的完整资料，体位改变时的症状加重也不如三叉神经痛和一侧面肌痉挛那样具有神经血管压迫症的特征。

表 4.11　前庭阵发症（血管压迫第八脑神经）诊断的建议标准

短暂的眩晕发作，持续数秒钟至数分钟
特殊的头部位置可诱发频繁的发作
永久性或仅出现在发作期的听力丧失或耳鸣
神经生理学检查，发现听觉或前庭功能受损
卡马西平有效
排除了中枢病因

短暂性眩晕发作的鉴别诊断包括：良性发作性位置性眩晕、偏头痛性眩晕、儿童良性发作性眩晕——儿童的一种变异型偏头痛性眩晕、发作性共济失调Ⅱ型、多发性硬化症以及其他脑干病变。由中耳压力改变或大声喊时所诱发的短暂发作性眩晕提示外淋巴瘘；由头部运动诱发的短暂头晕提示单侧前庭损伤的失代偿。梅尼埃病可能出现短暂性眩晕发作，但发作时间一定要超过 20 分钟甚至数小时以上才是其诊断的依据。

在临床实践中，对那些经过鉴别诊断后没有发现其他原因的短暂性发作性眩晕，可试用卡马西平治疗，如果无效可试用预防偏头痛的药物。对于 MRI 显示的大血管压迫第八脑神经所致眩晕发作严重且药物治疗无效的患者，外科解压术可能是一项选择。

◆ 外淋巴瘘

外淋巴瘘是由迷路、圆窗或卵圆窗骨质缺损所致的一种疾病，瘘管可以是先天性的或由外伤、用力动作、外科手术或疾病腐蚀了骨迷路所引起（表 4.12）。通过病史，常很容易查明病因。所谓的自发性瘘非常少见，多数起源于用力动作或较小的创伤，此类病人病前即存在局部骨迷路变薄等亚临床异常（如上半规管破裂）。

表 4.12　外淋巴瘘的病因

类　型	举　例
先天性	内耳发育不良、上半规管破裂
创伤性	外击耳部、爆炸、戴呼吸器潜水、耳贯通伤
用　力	分娩、举重、剧烈喷嚏
外科手术	镫骨手术、其他耳部手术
腐蚀性病变	胆脂瘤、梅毒、肿瘤

由创伤或用力所致的外淋巴瘘患者，患耳常先听到“噗”的一种爆裂声，随之出现眩晕和听力障碍，也可能出现耳鸣和耳胀。大多数病人同时出现听觉和前庭症状，但也有仅累及其中之一者。眩晕反复发作，一次发作持续数秒钟至数天，或呈波动性的慢性发作。外淋巴瘘对咳嗽、喷嚏或用手指掏耳朵等压力的改变很敏感。一些患者在体位改变时症状加重。出现 Tullio 现象多提示上半规管破裂。外淋巴瘘的症状有时与梅尼埃病类似，但前者往往在用力、气压伤或头部创伤后立即发生，乃其特点。

查体可发现听力下降、自发性眼震和一侧前庭功能低下，听力图和眼震电图检查可予以证实。听力损伤呈传导性或感音性聋。耳道的检查可排除胆脂瘤或其他局部病变。瘘管征试验（用手指或鼓气耳镜改变外耳道内的压力）可诱发眼震。由菲薄的前半规管管壁破裂造成的所谓前半规管破裂综合征，大声喊或改变患耳压力时，出现短暂的眩晕和朝向健侧的眼球旋转为其典型的临床表现。

Valsalva 动作（即增加颅内压）是检查有无瘘管的另一种方法。医师密切观察患者的眼震，可通过让患者佩戴弗仑泽尔眼镜或应用视频眼震图检查等观察眼震。原因不明的瘘管应进行梅毒血清学检查。薄层（0.5～1mm）CT 扫描有助于发现包括上半规管裂在内的骨迷路异常。压力诱发性眩晕长期发作且原因不明者可行中耳探查，但也可存在假阴性和假阳性的问题。

由用力引发的急性外淋巴瘘，保守治疗通常是有效的。具体内容包括高枕卧床一周左右，随后的六周内避免任何用力动作。对保守治疗效果不佳者，或胆脂瘤、急性气压伤、贯通伤和上半规管破裂等患者，可以尝试外科修补术治疗。

◆ 少见原因的复发性眩晕

自身免疫性内耳病

该病累及双侧内耳，听力减退进展迅速，约 50% 患者合并复发性眩晕，可伴发系统性结缔组织病（红斑狼疮、干燥综合征、类风湿关节炎）或血管炎（结节性多动脉炎、白塞氏病、韦格纳肉芽肿病）。科干综合征（伴有前庭听觉症状的非梅毒性角膜炎。——译者注）是一种导致局部血管炎的疾病，主要表现为基质性角膜炎（红眼）和内耳病变。如果没有出现全身其他部位的受损，称该病为“特发性进行性双侧感音神经性听力减退”更为适当。为了诊断，每隔几个星期或几个月的例行听力图检查是很有必要的。全身系统性的血清学筛查检查包括血沉、抗核因子、循环免疫复合物、C3/C4 补体、血常规。约半数患者的诸如热休克蛋白 -70 抗体（特异性内耳抗体）呈阳性，但此项目并非常规检查。对大剂量皮质类固醇（如泼尼松龙，每天 1 毫克/公斤，连用四周后逐渐减量）的良好反应能进一步证实该病的诊断，但仅有不到 50% 的患者能达到预期疗效；也可交替试用氨甲喋呤和环磷酰胺治疗。

内耳梅毒

可以是获得性的早期、晚期或迟发性先天性梅毒的一种临床表现。在获得性梅毒早期，前庭症状和双侧听力障碍是由脑膜炎累及到第八脑神经的结果。颞骨梅毒性骨炎伴迷路炎以及继发性内淋巴管水肿更是先天性或获得性梅毒患者的常见晚期症状，且常在40~60岁时发病。与自身免疫性内耳病类似，迟发的先天性和获得性的内耳梅毒，其发作性眩晕和波动性听力障碍在数月内就会累及到双侧。先天性梅毒的标志（间质性角膜炎、马鞍鼻、前额突出、锯齿形牙）和三期梅毒的体征可能给诊断提供线索。确诊需要梅毒螺旋体抗体血清荧光试验（FTA-ABS）阳性。梅毒性迷路炎的脑脊液（CSF）检查通常正常，但梅毒性神经病变的CSF可能有异常。双侧性耳聋的预防方案是应用青霉素（苄星青霉素肌肉注射，240万单位/周，持续3个月）和类固醇激素（隔日口服强的松60mg，连续3~6个月，然后逐渐减量）。

第八脑神经鞘瘤（前庭或听神经瘤）

该病的标志是进行性的单侧听力障碍和持续性耳鸣，孤立性眩晕很罕见。因此，当眩晕病人伴有听力减退或耳鸣，尤其是当听力减退呈进行性而非波动性（梅尼埃病如此），并且主要是高频受损时，应该首先考虑神经鞘瘤。在第八脑神经的神经鞘瘤患者中，约半数患者伴有眩晕发作，但往往仅发作一次或发作的间隔时间很长，眩晕的强度常常是轻度至中度，很少伴有恶心，单次发作持续时间从数秒到数小时不等。严重的神经损伤和轻度的眩晕发作看似矛盾，其原因是生长缓慢的肿瘤给中枢代偿留有足够的时间之故。体积较大的肿瘤常可因压迫小脑尾部而引发平衡障碍，损伤相邻的第五和第七脑神经时可引起相应的功能障碍。过度换气常可诱发出眼震，当瘤体较小时眼震朝向病侧（刺激性眼震），而当瘤体较大时则朝向健侧（病灶性眼震）。听诱发电位（BAER）对筛查前庭神经鞘瘤是有价值的，对小肿瘤（<2mm）有时可能会被漏诊，因此当不能进行MRI检查时随访就很显得重要。典型的MRI检查显示肿瘤从内耳道一直延伸到小脑-桥脑角（图4.3）。在极少见情况下，小脑-桥脑角的巨大动脉瘤、脑膜瘤、脊索瘤、脂肪瘤和表皮样囊肿等其他病变，也可引起类似前庭神经鞘瘤的临床表现。

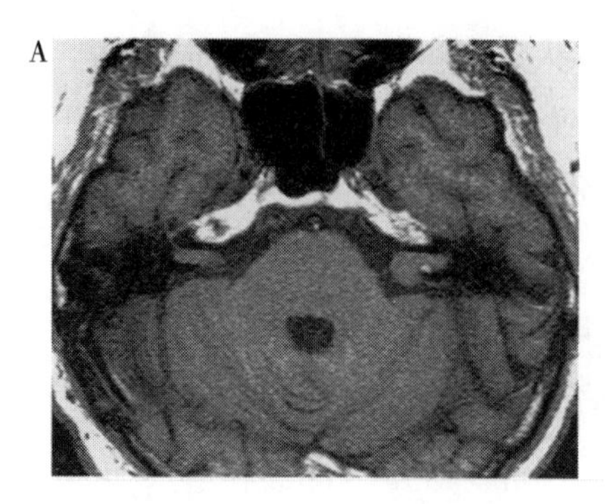

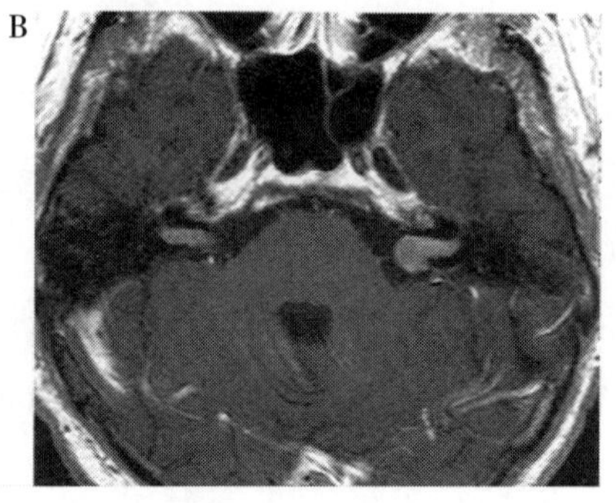

图 4.3 左侧第八脑神经鞘瘤（听神经瘤）扫描检查

A 图为平扫影像　　B 图为强化扫描影像

前庭性癫痫

前庭信息的皮质整合区广泛地分布在双侧大脑半球，但其核心区位于颞顶交界处及其毗邻的后岛叶。这些区域的局灶性癫痫放电可能会引起旋转性眩晕、其他运动性幻觉、凝视偏斜、眼球震颤和恶心。典型的局灶性癫痫发作的持续时间为 30 秒至 3 分钟。当痫样放电漫延到其邻近区域时，可引发出简单部分性发作（如异常游走感、听觉先兆）或复杂部分性发作（意识障碍、自动症），甚至出现继发的全身性发作，诊断就不会困难。脑电图和 MRI 检查有助于发现该区域的功能和形态异常。卡马西平和拉莫三嗪等抗癫痫药物对部分性发作有效。

代偿不全的单侧前庭功能障碍

大部分慢性单侧前庭功能减退的患者无眩晕感，因为在中枢代偿的过程中他们已经适应只由一个功能前庭器官来控制平衡和眼球运动，但当患者快速将头部转向病变则时，仍可能会引起振动性幻觉（周围环境的明显晃动）和短暂的旋转感。当病人由于头部运动而诱发短暂的眩晕时，应了解他既往是否患过前庭神经炎或其他内耳疾病，还应进行自发性眼震、前庭-眼球反射等检查（甩头试验）和冷热试验。良性阵发性位置性眩晕，有时可能继发于前庭神经炎，应进行 Hallpike 位置试验予以排除。前庭康复即使在病程的后期也有助于促进中枢代偿。

耳硬化症

这是一种遗传性疾病，表现为中耳和内耳的骨吸收和新骨形成，常于20~40 岁时发病。该病的特点是传导性和感音性的混合听力减退。由于迷路感觉器官和神经的变形和破坏，大约 40% 患者出现眩晕和平衡障碍。

Paget's 病（变形性骨炎）

这是另外一种骨吸收与新骨形成的代谢紊乱性疾病。本病通常在60 岁左右发病，男女患病比例为 4:1。Paget's 病可能会影响单个或多个骨骼，最常侵及颅骨、椎骨、骨盆、股骨和胫骨。传导性和感音性听力障碍是常见的症状，进行性的平衡障碍和反复发作性眩晕相当少见。治疗是给有症状的患者应用双磷酸盐和降钙素。

发作性共济失调Ⅱ型

这是一种罕见的钙离子通道异常的常染色体显性遗传性疾病，在儿童或青少年期发病。以发作性共济失调为其主要临床表现，往往伴有眩晕、恶心和头痛，常由情绪紧张或劳累诱发，一次发作持续数小时，很多患者平时还患有偏头痛。发作期间，病人可能出现小脑症状并呈缓慢进行性加重，可见凝视诱发性眼震或垂直向下的眼震，平衡障碍持续不缓解。乙酰唑胺或 4-氨基吡啶能有效控制发作。与该病密切相关的是家族性偏瘫性偏头痛，后者也是由相同的钙通道基因突变所引起，表现为头痛、偏瘫和经常性眩晕。

◆ 诊断困难时该怎么办

对反复发作的眩晕患者，即使是认真考虑过上述疾病的专家，有时也无法做出正确的诊断。当眩晕并无诱因及伴随症状，且所有的实验室检查结果均为阴性时，诊断的确很困难。此时，需要考虑以下问题。

真的是眩晕发作吗

许多头晕/眩晕患者无法确切描述他们的异常感觉，常会迎合医师的问诊。（例如，问：感到旋转吗？答：是的。）真性前庭性眩晕除了头部旋转感之外，还包括有周围环境的旋转感、自身不稳感、恶心及头部运动的不适感等症状。心理障碍性头晕患者可能因幻觉而描述空间旋转，会对医师造成误导。如果起初是反复发作的头晕而不是眩晕，还需与另一些疾病进行鉴别（见表 4. 13）。

表 4. 13　各种复发性头晕的主要特征

疾　病	主要特征
直立性低血压	起立后头晕持续数秒至数分钟；坐下或躺下后缓解；起立后的收缩压降低≥20mmHg
心律失常	头晕持续数秒；可伴随心悸；头晕可由心动过缓 <40/秒或心动过速 >170/秒引起
心理障碍性头晕	持续数分钟或时间更久；通常与焦虑或抑郁情绪相关；常由特殊情况引起，如外出、坐车、驾驶、登高、乘电梯或到拥挤的场合；伴随憋气、心悸、手抖、身体发热和焦虑等症状
药物性头晕	由于药理作用的不同，临床表现多样，如镇静药、前庭抑制剂、耳毒药、小脑毒性药，均能导致头晕；药物导致的直立性低血压、低血糖也引起头晕
其他少见原因	低血压、代谢紊乱、恐高症

眩晕日记

眩晕的诊断主要基于临床发作类型、伴随症状、诱发因素及持续时间。由于患者的注意力可能已被可怕的眩晕经历和极大的恐惧所掩盖，因此，要求患者回忆并描述症状常常比较困难。眩晕日记有助于确定发作的频率及发作时的真实情况。

是否为偏头痛性眩晕

反复发作的孤立性眩晕患者，即使无偏头痛病史，发作时也没有偏头痛症状，很可能还是偏头痛性眩晕（所谓良性复发性眩晕）。偏头痛症状可能在病程的后期出现，从而证实其诊断；另一种协助确诊的方法是服用偏头痛性防治药物有效。

是否为早期梅尼埃病

尽管梅尼埃病的早期以单纯波动性听力减退比较常见，有时也可表现为单纯的眩晕反复发作，但后者的表现一般不会超过一年。梅尼埃病的眩晕发作多持续 20 分钟至数小时，听力检查发现亚临床的听力减退可有助于诊断。

是否为前庭阵发症

持续数秒钟的眩晕有时被认为是血管压迫第八对脑神经的结果，但确诊比较困难。此时可试用常能缓解症状的卡马西平，以观疗效。

诊断不明确时，是否应对患者实施治疗

应该！前提是医师已经进行了严谨的病因学检查，眩晕发作频繁、严重

且又需要治疗时，可根据医师对眩晕发病机制的临床判断，试用普萘洛尔（或其他偏头痛预防药物）、卡马西平或乙酰唑胺等药物进行预防性治疗。

复发性头晕

◆ 直立性低血压

表 4.14 直立性低血压的要点

病　　史	站立后头晕持续数秒至数分钟，坐位或躺下后缓解；可能曾经出现过晕厥 危险因素：老龄或因脱水、高温、过多食入碳水化合物、长期卧床、用了影响血压的药等因素
临床表现	起立后收缩血压下降≥20mmHg
病理生理	多因素：自主神经功能障碍、体液容量减少、血管扩张、贫血、神经反射机制异常
检　　查	体位性血压检查，心率变异性检查，倾斜试验和有关自主神经功能的检查
治　　疗	停用禁忌药物，增加盐水摄入，少量多餐，夜间抬高头和躯干，酌情用醋酸氟氢可的松、米多君、促红细胞生成素；健康教育（如站起时应缓慢），针对神经反射性晕厥进行站立训练

临床特征

直立性低血压见于两种不同的临床背景：自主神经功能衰竭及神经反射性晕厥。自主神经功能衰竭导致的直立不耐受是永久性的，站立后立即发生低血压；而神经反射性（迷走神经性）晕厥的直立不耐受是发作性的，通常具有额外的诱发因素，起立后延迟发生。这两种情况的症状类似：发热感、腹部不适、头重脚轻、注意力不集中、黑矇或眼花、耳鸣或听力丧失，甚至晕厥，可伴有出汗、面色苍白。整个过程持续数秒或1～2分钟，坐下或躺下后缓解。一旦晕厥发生，提示头晕与循环障碍密切相关，许多患者仅经历晕厥前期表现（无意识障碍的晕厥。——译者注）。

随年龄的增长，直立耐受不良愈发常见，影响5%～30%的老年人。除了年龄相关性自主神经功能退变，老年人的某些特异神经疾患也可累及自主神经功能，如单纯性自主神经障碍、多系统退化、进行性帕金森病和糖尿病性神经病。即使没有自主神经严重障碍，其他一些因素尤其是卧床、发热和体液耗损共同作用时，也可加重直立性低血压并引发相应的症状（表4.15）。一些患者的直立性症状在饭后最为显著。神经反射性直立性低血压见于各年龄段的患者，常可因长期站立或静脉穿刺等特定情况所诱发（表4.16）。

表4.15　诱发或加重直立性低血压的病因

盐/体液消耗
长期卧床
发　热
高　温
过度换气
药物因素（利尿剂、血管扩张剂、降压药、多巴胺类药、抗胆碱能药）
贫　血
双侧颈动脉狭窄

表4.16　神经反射性晕厥的诱发因素

长时间站立
闷热的环境
恐惧/无助情绪
晕血或晕针
静脉穿刺或其他有创性医疗操作
突然疼痛
排　尿

体位性心动过速是直立性低血压的一种变异表现。患者站立时心率可增加至 120 ~ 170 次/分钟，并能感觉到诸如注意力减退和头重脚轻等直立性低血压的部分症状，但直立位时血压却正常或仅有轻微降低，其部分原因可能是因同步发生的过度换气引发脑血管痉挛所致。

病理生理

站立时脑血流灌注的维持主要取决于交感神经纤维介导的外周血管收缩情况和脑部血管的自身调节能力。这些功能随年龄增长而下降，即使年轻人，在某些特殊情况下这种功能也可能受到减弱（见表 4. 15）。在神经反射性晕厥中，血压下降常发生在长时间站立后，由于这期间血液积聚于腿部从而减少了静脉血向心脏的回流，或因特定因素引起交感神经兴奋反射的中断，导致外周血管扩张，这种情况的发生原因目前尚不清楚。

直立性低血压产生的头晕与迷路缺血无关，而与大脑皮层广泛的低灌注有关。这将导致空间定向感觉的信号传递受损，注意力和认知力的受损，或可导致意识丧失。

检查

对老年头晕患者和抱怨直立性头晕的人，起立后应立即测量其直立血压并监测 3 分钟。收缩压下降≥20mmHg 或舒张压下降≥10mmHg 就有诊断价值。在无症状期，不易发现直立性低血压，为提高阳性率，最好在早晨或餐后监测血压。

安静状态下的高血压与直立性低血压的诊断并不矛盾，相反，直立性低血压在接受高血压治疗的老年患者中最为常见。此外，自主神经障碍的患者在仰卧位时血压常会增高。直立性试验过程中的心率检查可进一步提供有助的诊断线索，固定不变的心率提示有自主神经系统疾患，几乎不需再进行额外的自主神经系统辅助检查。神经－心脏性晕厥患者的倾斜试验可证明有无循环障碍倾向；若有典型的晕厥或近似的晕厥史，就没有必要进行倾斜试验。

鉴别诊断

根据病史很容易辨别直立性低血压，也很容易与位置性眩晕区分，后者取决于头的位置而不是身体姿势。位置性眩晕可出现于从卧位到坐起的过程中，而从保持头部直立的坐位到站起时不会出现异常（见图2.1）。位置性眩晕常在卧位出现而直立性低血压则于卧位时缓解。直立位血压正常但却有类似直立性低血压症状的患者，可能与过度换气及直立性心动过速有关。

治疗

首先需要减少或替换影响直立耐受的药物。其次需要增加盐（额外加3～6g）和液体摄入（每天3～4L）。睡觉时头和躯干抬高30～40度可防止卧位高血压和夜间压力性尿钠增多，从而维持血容量。腿部经过等长锻炼能提高肌张力，有助于更多的静脉血回流至心脏；量身定做的齐腰袜子也有效但不易接受；应避免热浴。高血压患者如果没有心衰，发生直立性低血压时应该给予相同治疗。为防止卧位高血压，患者应该白天保持直立姿势，晚上服用降压药。少量多餐含咖啡的低碳水化合物饮食对餐后低血压有益。避免神经反射性晕厥的核心是需要患者了解该病的发病机制和诱发因素，并消除其紧张情绪。直立训练可能是最有效的方法：倚墙而站，双脚并拢并离墙15厘米，反复进行“蹲—站—蹲—站”训练，每次20～30分钟，持续一个月以上（图4.4）。健康教育主要是要人们学会如何起床：先坐起来，等一分钟后再站起来。

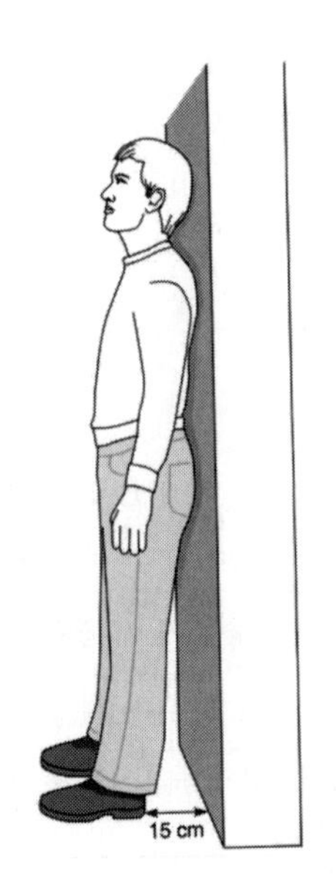

图 4.4 避免神经－心源性晕厥的直立训练

患者倚墙站立，双脚并拢并且离墙 15 厘米，每天做 20 ~ 30 分钟起蹲动作，坚持一个月。

当行为治疗无效时，有必要采取药物干预：α－1 受体拮抗剂米多君（10mg，每天 2 ~ 3 次，起始药量为 2.5mg，避免睡前服用），或醋酸氟氢可的松（起始药量 0.1mg/日，缓慢加量），均有效。对伴有贫血的自主神经障碍患者，联用促红细胞生成素有效（4000 单位，皮下注射，一周两次，连用六周）。β－受体阻滞剂曾被主张用于预防神经心源性晕厥，但一些设计良好的临床试验结果却显示无效，因此，其可靠性值得怀疑。

◆ 心律失常

临床特征

阵发性心律失常相关性头晕常持续数秒而非数分钟。由持续性心律失常引起的长时间头晕临床少见。头晕是一种晕厥的前期症状，表现为

表 4.17　心律失常所致头晕的要点

病　　史	发作性晕倒感持续数秒至数分钟，有时伴发心悸，可发展为晕厥，常有心脏病史
临床表现	有心脏病的临床表现，发作间歇期可能正常
病理生理	心动过缓（<40 次/秒）和心动过速（>170 次/秒）均可影响脑灌注
检　　查	常规心电图、动态心电图；少数情况下需要做有创性电生理检查或植入埋藏式心电循环记录器
治　　疗	纠正代谢或电解质紊乱、抗心律失常药物、心脏起搏器、植入式心律转复除颤器、射频消融

头重脚轻和乏力感，伴有视物模糊或黑矇、双侧耳鸣或听力障碍甚至晕厥。与心律失常相关性头晕的症状还包括有心悸、心绞痛和呼吸困难。与直立性低血压不同，心律失常与身体姿势无关，且存在基础心脏病、诱发心律失常的其他疾病（如甲亢、电解质紊乱等），或有使用导致心律失常的药物史（如洋地黄、三环类抗抑郁剂、抗心律失常药物）。临床检查重点应关注脉率和节律、有无漏脉及心脏杂音和心衰征象。引起头晕的心律失常包括各类心动过缓及心动过速（见表 4.18）。

病理生理

当心率下降至 40 次/秒以下或超过 170 次/秒时将影响脑的血液灌注。个体对心律失常的耐受程度差异较大，其他因素如心室舒张及收缩能力、外周血管紧张度和脑部血管的自身调节能力等也起着重要作用。当心搏暂停导致脑血流完全停止 3～4 秒后，可出现头晕和其他晕厥前期症状，约 10 秒后出现意识丧失。

表 4.18　诱发头晕的各种心律失常

心动过速
窦性心动过速
房性心动过速
房扑/房颤
房室心动过速
预激综合征
室性心动过速
心动过缓
病窦综合征
房室传导阻滞
房颤合并心动过缓

检查

常规心电图检查容易辨别某些心律失常疾患，如房室传导阻滞、预激综合征、房扑和房颤；阵发心律失常却需要动态心电图检查。为了确定是否有症状性心律失常，患者在心电监测过程中必须记录其临床表现。然而，令人失望的是，只有不到10%的疑诊患者被动态心电监测到有阵发性心律失常，反复监测可提高其诊断率。埋藏式心电循环记录器（可持续数月记录心脏节律）有助于发现罕见的突发性心律失常。踏车运动检查有助于发现应激诱发的心律失常。对不能被非创伤性检查发现的潜在危险性心律失常患者，需要进行心腔内的电生理检查。

鉴别诊断

非心律失常的心脏病可影响脑的血液灌注而导致晕厥前期症状或晕厥，如充血性心衰和瓣膜疾病（如严重的主动脉瓣狭窄）可减少心输出量。这些疾病的典型表现与血液循环的重新分配相关。直立性低血压造成的头晕，很容易通过病史（如站起来后头晕）和直立体位血压的测量予以辨别；尤其是当反射性晕厥的诱因不明确时，心律失常所造成的晕厥常常很难与反射性晕厥或晕厥前期予以区分。具备下列特征时应该高度怀疑心律失常性晕厥：卧位时发病、老龄、已知患有心脏疾病、静息时心电图显示异常。需要时还可通过进一步的心脏检查和倾斜试验进行鉴别。

治疗

纠正基础疾病是治疗的基础，如电解质或代谢紊乱、停用致心律失常的药物。心律失常的治疗包括抗心律失常药物、心脏起搏器、植入式心律转复除颤器及心腔内射频消融术。近年来，一项大规模随机对照试验指出，抗心律失常药物实际上也可增加心律失常死亡的几率，抗心律失常药物的作用已大大降低。

◆ 心理障碍性头晕

表 4.19　心理障碍性头晕的要点

病　史	阵发性（偶尔持续性）头晕，常伴有自主神经症状和严重恐惧，可伴有前庭功能紊乱（与心理障碍共存）
临床表现	常仅表现为单纯的心理障碍性头晕，但亚临床性前庭功能异常或前庭疾病并不少见
病理生理	常与焦虑有关，源于感知信号处理过程中的矛盾和冲突；有时源于前庭功能异常；过度换气导致脑血液灌注减低而出现头晕
检　查	前庭功能检查、听力测验、精神状态评估
治　疗	行为疗法、抗焦虑药、前庭功能康复训练

临床特征

在过去几个世纪，眩晕/头晕和精神症状常被认为是同一类脑部疾病的两个方面的表现，相反，现代医学曾一度忽略了眩晕/头晕的心因影响。事实上，情绪与定向判断及平衡功能存在多种联系并相互作用。例如，有些健康人在高处时可能会感到非常不适、焦虑和眩晕，即使他们所处的位置很牢固，仍可能会出现不稳感；而另外一些健康人的感觉和行为则大不相同，如登山者、跳伞者或蹦极的人，当他们面对威胁生命的高度时却表现得极为兴奋！与此类似，不同的患者面对罹患相同的前庭功能障碍时，他们的情绪反应差别很大，从冷静的自我观察到“恐惧得要死”。单纯心理障碍患者常会经历并表达他们躯体症状的苦恼，如胸痛、呼吸困难和头痛，眩晕或头晕的主诉则更为常见。

有些学者认为，不应该盲目使用心理障碍性头晕这个术语，理由有以下两点：首先，心理障碍性头晕使用的过于泛滥。例如对仅伴发情感不稳定的任何头晕患者，不进一步寻找病因就诊断为心理障碍性头晕的做法显然不够严谨，因为前庭功能障碍常与心理问题同时发生。其次，当把患者的症状都归因于心理原因时，患者会感到恼火并有受挫感。这些观点并非要降低该名称的重要性，而是提醒医师应彻底检查你所接诊的全部患者，以免误诊！依照我们的经验，患者的反应很大程度上取决于医师与其交流并建立信任的程度。与简单地使用“心因性”词汇相比，向患者准确地传递信息则更为重要。医师在与同行的交流中，心理障碍性头晕也应予以具体说明（如头晕乃是恐慌症的一个表现）。

如要明确患者头晕的躯体和心理方面的相关性，就应该从多层面入手，不仅包括临床和辅助检查上能证明患者是否有躯体疾病的客观事实，也应包括患者的个人史、既往史以及对头晕患者具有相关影响的不良行为和活动。将单纯的心理障碍性眩晕（也称之为精神性头晕或恐惧性体位性眩晕）和由前庭疾病或前庭亚临床功能障碍所引发的心理障碍性头晕加以区分是必要的（图 4.5）。当躯体性和精神性因素同时存在时，应对造成头晕的主要病因进行判断，然后进行相应治疗。

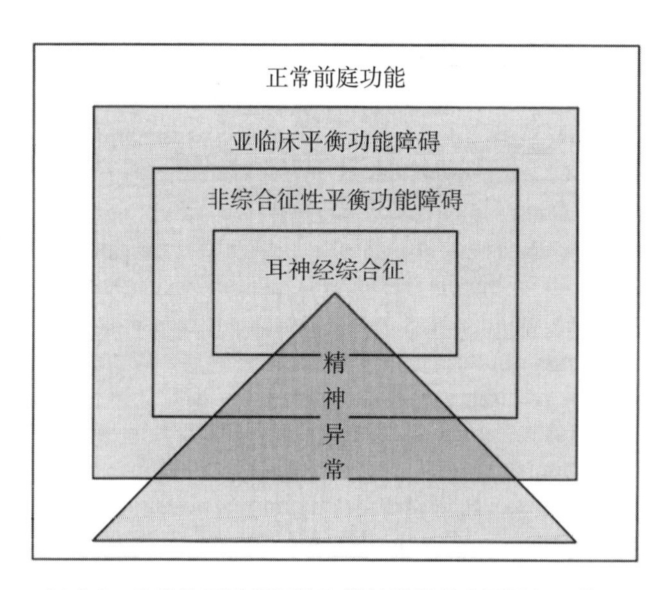

图 4.5　头晕的耳神经源性和精神障碍性病因的相互作用

注意神经耳科诊断的区别。神经耳科综合征是一个定义明确的前庭功能障碍症候群，如 BPPV。非综合征性（non-syndromal）平衡障碍是指有前庭功能障碍，且临床和实验检查显示异常，但不能确诊者，例如不明原因的单侧前庭功能低下。当临床检查正常，仅有前庭的辅助检查异常时，由于两者的相关性很难确定，用亚临床平衡障碍这种说法比较合适。

大部分心理障碍性头晕与焦虑症有关，即所谓伴或不伴广场恐怖症的惊恐性障碍。当反复出现严重焦虑和伴有表 4.20 中至少四项症状者，即可诊断为惊恐发作。半数以上的头晕患者伴有惊恐发作。如果症状少于四项，应该称为“有限症状发作”，这在以头晕为主诉的患者当中并非少见。多表现为突然发病，但也可能由身体的不适感觉所诱发，如喝完一杯咖啡后的心跳加快。该病病情进展迅速且无法抗拒，一次发病持续约数分钟。惊恐发作常易在紧张生活事件中发生，如开始新工作或者家庭成员去世之时。惊恐性障碍的特征是惊恐的反复发作以及对将来惊恐发作的持续忧虑。患者会避免接触诱发惊恐发作的环境或回避难以处理的事件。典型的环境回避，如电影院或剧院、公交车或自动扶梯、超市或人群拥挤的喧闹地方，这称之为广场恐怖症，患者自认为只有呆在家中才会感到安全。

表 4.20　惊恐发作的症状

心　　悸
出　　汗
震颤或者抖动
气短或窒息感
气哽、胸痛或不适
恶心或腹痛
头晕或昏倒感
现实感丧失或自我感丧失
害怕自己会失控或要“发疯”
惧怕死亡
感觉异常
寒冷或潮热

焦虑相关性头晕患者描述的症状包括头重脚轻、精神恍惚、摇摆、抖动、害怕摔倒、即将昏倒，也有出现晃动或旋转感者，有时甚至感到周围环境向一个方向旋转。如要与前庭性眩晕区别，还需要询问患者是否有恶心、呕吐，是否有摔倒，旁边的人是否发现患者有站立不稳或向一侧偏斜，患者是否真的存在振动性幻视，即周围环境朝一个方向不停地移动，这通常是自发性前庭性眼震的结果。不能因为心理障碍患者出现了头晕表现，临床就诊断为焦虑相关性头晕，而需要更多的相关证据，如在恐惧发作期发生头晕、与实际情况严重不符的恐惧感、回避行为等；临床和实验室检查结果阴性或者不能以医学解释患者的功能障碍时，也可作为分析诊断的依据。例如老年性前庭神经炎患者，虽然冷热试验发现其单侧功能降低，患者却由于恐慌和头晕发作甚至不能离开房间！

心理障碍性头晕不仅见于焦虑性疾病，也见于抑郁和躯体化障碍。抑郁导致的头晕表现不太剧烈，常被描述为“游泳样感觉”或注意力无法集中，发作常呈持续性而非阵发性的；相关的症状包括抑郁情绪、缺乏动力、疲乏、睡眠障碍和食欲下降。躯体化障碍（正规应称为歇斯底里或转化障碍）的特征是反复地抱怨各种各样的躯体不适，但都查不到明确的病因。这些患者可以仅有头晕感或非器质性共济失调、怪异的步态障碍甚至不能站立，然而，神经系统检查却没有任何异常（图4.6）。

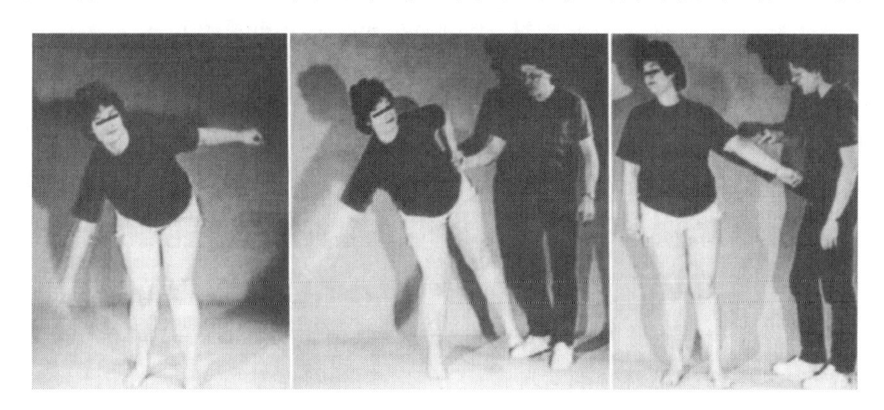

图4.6 躯体化障碍患者的心理障碍性假性共济失调

患者出现躯干摇摆而非步态异常，当要求患者辨认她手臂上的数字（以分散其注意力）时症状获得改善。

心理障碍合并躯体性因素的头晕患者并非少见。一些研究表明，恐惧症患者的前庭功能检查常显示有异常。临床上常见的焦虑相关性头晕常是前庭综合征（如良性位置性眩晕或前庭神经炎）的延续，并可能导致严重而持续性的功能障碍，而眩晕却早在数年前就已被治愈了。

视觉性眩晕及其相关术语“空间运动病”，被用来描述视觉诱发的眩晕、头晕、平衡障碍及对身边环境的明显不稳感。这些感觉由视野内的景象移动（如变动的电影画面、车流或水流）或自身运动时的视野快速变换即所谓的视流（如经过超市通道或其他眼花缭乱的环境时）所致。视觉性眩晕常见于前庭障碍和焦虑症患者。临床医师必须根据病史和检查进行判断，这些因素在任何患者中都可能起作用。

心理障碍性头晕可能会被躯体性头晕复杂化了，如起始时的过度换气是焦虑症的一个普遍特征。不要直接询问患者是否有过度换气（回答常为“不是”），应该问：是否觉得气短？或嘴唇干吗？唇周、手指麻木及继发的嘴唇、手脚肌肉强直收缩仅见于长时间过度呼吸的患者。

病理生理

凡事不往好处想以及身体不适感的相互作用常会引起患者的惊恐发作，这两个因素中的任何一个都有可能先发生并可形成恶性循环，即焦虑引起躯体反应如出汗、颤抖、心悸，而这些反应又被误解为即将到来的危险，导致更加焦虑。由于调节机制降低了反应的阈值，患者对无害的刺激事件（如窦性心律不齐）甚至都可能产生强烈的过度反应。

继发于前庭病变的焦虑相关性头晕，其初始的躯体症状实际上是由负性无条件性刺激引发的一种焦虑表现。轻度的前庭症状或生理性的前庭感受将通过所谓的“内感受性条件反射”形式导致惊恐发作。由于前庭症状在特定情况下会获得加重，出于逃避目的就会产生广场恐怖症。认知机制在这个过程中可能起作用，当前庭症状被想象成为灾难性后果时，就会出现惊恐发作。

视觉性眩晕的基本机制是视觉依赖。空间的定位和平衡的保持主要依赖于视觉信息，对前庭和本体觉信息的依赖却相对较少。视觉依赖可以是个人特质，也可在前庭病变后形成。此时，来自前庭的错误信息会被大脑忽略。但视觉依赖的结果是，当没有可靠的参考物时，视野中的任何移动物都可能导致明显的不稳感和平衡障碍。事实上也是如此：当面对移动的视觉景象时，视觉性眩晕患者比正常对照组感觉摇晃得更厉害。

过度换气引发的头晕源于脑血管收缩和持续性大脑半球低血流灌注，此时主要影响到了耗氧量较高的脑皮质的功能活动。

检查

对惊恐发作的患者，应检查甲状腺激素和TSH（促甲状腺素）的水平，以排除甲状腺功能亢进。前庭检查包括冷热试验，有助于发现前庭功能障碍，但对于病史和体格检查都不能提供诊断线索的亚临床功能异常的头晕，此时的前庭功能辅助检查常能起到重要作用。单纯的和具有明显精神负担的心理障碍性头晕患者，应由专科医师进行评估和治疗。

三分钟的强力过度换气有时被用于头晕诱发试验，其缺点是特异性低，因为任何正常人当过度换气足够长的时间以后都会出现头晕和躯体不稳。当患者在检查过程中出现与平时发病时相同的头晕等症状时，则有一定的参考意义。应用弗仑泽尔眼镜观察患者的双眼有助于发现由过度换气诱发的眼震，这种情况常见于潜在的前庭疾病患者，尤其是听神经瘤。

鉴别诊断

惊恐发作可能继发于下列情况：甲状腺功能亢进、低血糖、咖啡因、大麻、可卡因、安非他命，也可在苯二氮䓬类药物停用期间。如果在发作间期出现另一种类型的头晕或眩晕，则有必要进行进一步的询问和检查以明确有无其他需治疗的疾病，如视觉性眩晕或伴发的躯体化障碍。有时，惊恐发作引起的头晕必须与反射性晕厥前状态相鉴别，前者可由情绪刺激引发，如晕血症。可依据惊恐发作（见表4.20）或晕厥前状态（视物模糊、耳鸣、最终晕厥）的相关症状做出正确诊断。严重焦虑和头晕做为颞叶癫痫发作的前驱症状，实属罕见。

治疗

诊治心理障碍性头晕时，应像诊治任何其他疾病一样与患者进行真诚的交流和沟通。当心身症状被认为与躯体症状同样真实、同样有害，当情感障碍诱发躯体症状的机制被医师很好地向患者解释后，多数患者愿意敞开心扉进行交谈。治疗焦虑相关性头晕的最常用方法是行为疗法，大量的研究表明认知行为疗法（CBT）对焦虑症有效。目前，行为疗法常联合脱敏疗法和认知疗法。脱敏疗法，即将患者逐渐暴露至诱发焦虑的刺激或环境之中；认知疗法在于帮助患者重新认识焦虑的诱发因素、症状产生的原因及其自身的能力（图 4.7）。前庭康复训练与 CBT 有几个共同点，如让患者故意接触引起症状的环境并给予专业性建议（见第八章）。因此，对伴有前庭功能异常且不想接受心理治疗的心理障碍性头晕患者，前庭康复训练是一项选择。当视觉性眩晕为主要症状时，前庭康复训练的重点则应放在视觉脱敏上，患者需暴露于运动着的视觉刺激环境中，视靶的大小和刺激量需逐渐增加。过度焦虑的患者可使用药物治疗，五羟色胺再摄取抑制剂（如帕罗西汀 20 ~ 40mg/天）或三环类药物（如阿米替林 100 ~ 150mg/天）优于传统的镇静剂。对于抑郁性头晕，可使用抗抑郁剂治疗原发病或予以心理治疗。

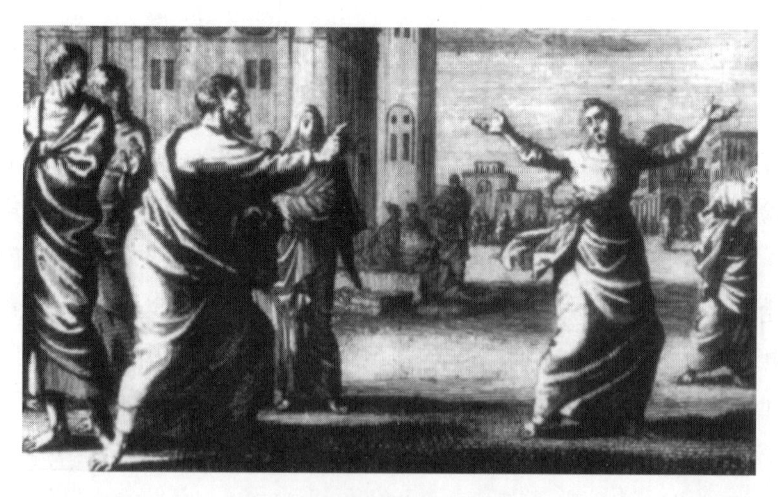

图 4.7　强迫症还是广场恐怖症？

在中世纪，精神疾病被认为是被魔鬼所强迫，驱邪是其主要的治疗方法。这幅图画有助于说明恐怖症的自身脱敏疗法：一个广场恐怖症患者被其行为治疗师带到了广场上。

◆ 药源性头晕

药物副作用是造成头晕的最常见原因之一，但很少有患者到神经科或者耳鼻喉科就诊。患者通常在某药物剂量增加或服用一种新药后出现头晕，才提示接诊医师明确头晕的原因。耳毒性药物造成的双侧前庭功能丧失是个例外，当患者出现平衡功能障碍数年后才被诊断出来。血药浓度随给药间隔的变化和药物代谢动力学的变化而变化，所以药源性头晕可以呈阵发性或波动性的。另一方面，如果血药浓度维持在高水平，头晕则可一直持续；若脑部和内耳的结构受损头晕甚至可以是永久性的。尽管本章主要讲述反复发作性头晕，但所有类型的药源性头晕均会在此进行介绍。根据药物不同的作用机制和对人体的影响将其分类为：镇静、前庭抑制、耳毒性、小脑毒性、直立性低血压、低血糖和其他类（表 4.21）。

表 4.21　药源性头晕和平衡障碍

作用机制	药物种类	药物举例
镇　静	镇定剂	地西泮、阿普唑仑
	巴比妥酸盐	苯巴比妥
	脂肪族吩噻嗪类	氯丙嗪
前庭抑制	抗组胺剂	茶苯海明、异丙嗪
	苯二氮草类	地西泮、劳拉西泮
	抗胆碱能类	莨菪碱
耳毒性	氨基糖苷类	庆大霉素、链霉素
	糖肽抗生素	万古霉素
	烷化剂	顺铂
	袢利尿剂（可逆）	呋塞米、依地尼酸
	非甾体类抗炎药（可逆）	阿司匹林、布洛芬
	抗疟疾药（可逆）	奎宁、奎纳定

续表

作用机制	药物种类	药物举例
小脑毒性	抗癫痫药 苯二氮䓬类 无机盐	卡马西平、苯妥英、苯巴比妥 地西泮、氯硝西泮 锂盐
直立性低血压	利尿剂 血管扩张剂 β－受体阻滞剂 α－受体阻滞剂 钙通道阻滞剂 血管紧张素转换酶抑制剂 三环抗抑郁药 脂肪族吩噻嗪类 多巴胺类 单胺氧化酶抑制剂	噻嗪类利尿剂、呋塞米 硝酸甘油、异山梨醇 普萘洛尔、美托洛尔 酚苄明、哌唑嗪 硝苯地平 卡托普利、依那普利 阿米替林 氯丙嗪 左旋多巴、培高利特 反苯环丙胺
降低血糖	抗糖尿病药物 β－受体阻滞剂 单胺氧化酶抑制剂	胰岛素、磺酰脲类 普萘洛尔 苯环丙胺
其他类	抗疟疾药 喹诺酮类抗生素	甲氟喹 氧氟沙星、曲伐沙星

镇静

苯二氮䓬类和其他镇静药物是老年人跌倒及髋关节骨折的主要危险因素之一，这些药物会导致各种头晕和不稳。镇静药引起瞌睡和注意力降低可干扰皮层的空间方位感；与之伴随的前庭抑制可减弱迷路和前庭核团的信号处理能力；在出现突发事件时，因药物导致反应速度减慢和影响姿势的应急调整，从而导致跌倒；服用更大剂量时，还可产生小脑毒性作用。

前庭抑制

看起来似乎有些矛盾，但抗眩晕剂确实也能导致头晕！因这些药物既抑制了异常传入的前庭信息，同时也抑制了包括空间定位、前庭眼球反射和维持平衡所需要的正常信息之故。单侧前庭功能受损后，中枢代偿机制依赖于未受损侧的正常信号输入和受损侧核团的功能恢复，但该类药物应用超过一到两天后，上述生理过程就会受到干扰。另外，前庭抑制剂均有镇静作用，而镇静本身可能导致头晕。因此，应用前庭抑制剂的适应症是急性前庭功能障碍或运动病，并仅应短期使用。

耳毒性

氨基糖苷类抗生素（如庆大霉素）及其他药物会造成前庭感觉上皮不可逆性损伤，尤其是对肾衰患者的后果更为严重。双侧前庭功能衰竭的结果是当头部活动时出现振动性幻视及平衡障碍，后者在黑暗中更为严重。氨基糖苷类抗生素引起耳毒性的典型症状开始于准备接受心脏手术或因败血症住进 ICU 之后。需要注意的是，庆大霉素这一最常见的耳毒性药物对听力仅有较小的影响，因而不会造成严重的听力障碍。在现时，由于许多革兰氏阴性菌感染不必选择氨基糖苷类抗生素也可治愈，医源性前庭功能不可逆丧失患者的数量今后将会有所减少。

小脑毒性

当头晕和平衡障碍是由共济失调所致，并且 Romberg 征阴性（即睁眼时出现站立不稳，而闭眼后其不稳症状无加重）的患者很可能有小脑功能障碍。药物引发小脑毒性的特征为亚急性发病和双侧受损，凝视诱发眼球震颤是其早期表现，随后出现肢体共济失调和构音障碍。引起这方面症状最常见的药物是锂剂、镇静剂、抗癫痫药（如苯妥英、卡马西平和拉莫三嗪）、抗肿瘤药阿糖胞苷。当小脑毒性药物（尤其是锂剂、苯妥英钠和阿糖胞苷）停用后，小脑功能障碍很少持续存在。

直立性低血压

直立性低血压是指患者站立后血压立即下降。药物是一个主要常见原因或诱因，尤其多见于服用降血压药的老年人。因此，仅通过测量仰卧位或坐位血压以监测这类患者的疗效是不够的。

低血糖症

自发性低血糖症很少见，许多糖尿病患者是由于使用胰岛素或口服降糖药而引起低血糖症状。低血糖性的头晕很少单独发生，往往是饥饿、出汗、颤抖、注意力降低、易怒、情绪反复、焦虑、虚弱、行为异常、困倦，最终可出现昏迷等一系列低血糖症状中的一个症状。如当时血糖水平低于70mg/dL，用葡萄糖治疗后症状迅速缓解者，即可确诊为低血糖症。

其他未知机制

有报道称，在已获销售许可证的药物中，大约有四分之一的药物能引起头晕这一不良反应，但其机制常不明确。

◆ 其他原因的复发性头晕

高血压

高血压常被认为是头晕的常见原因，但事实并非如此。头晕仅是高血压危象的一个症状，约有1%的高血压患者当舒张压持续高于120mmHg时，可出现头晕以及包括头痛、视物不清、意识障碍、视网膜出血、视乳头水肿、局灶性神经系统损害的体征及癫痫发作等症状和体征。上述表现系源于小动脉痉挛导致的脑部低血流灌注所致。

代谢紊乱及全身一般状况不佳

尿毒症、肝衰竭、低血糖症、电解质紊乱或甲状腺功能亢进等均可导致头晕，并可出现包括意识浑浊、兴奋、嗜睡、颤抖和扑翼样震颤在内的其他代谢性脑病典型特征。诊断慢性头晕并具有疲劳感的患者，还要注意是否患有贫血。

恐高性“眩晕”

严格来讲，恐高性眩晕是一种误称，因为当患者处于高处时，体验的是躯体不稳而非旋转感。当站立在屋顶或临近悬崖边向下看时被诱发。恐高性眩晕包括生理和心理两方面的原因：在生理方面，当人处于高处空旷的环境中，视觉无法找到合适的参照物来判断自身的空间定位，身体平衡只能依靠深感觉和前庭系统来维持，即相当于在闭眼状态下正常姿势的维持能力均会有所下降一样（一般情况下不至于引起平衡障碍）；在心理方面，假如闭眼站在无保护措施的悬崖边时你的内心感受将会怎样呢？藉此你就会明白心理因素在恐高性眩晕发病中的作用了。潜在的危险和对坠落的担心使人感到不适，一些人甚至“怕得要死”。大多数人在某种程度上都经历过恐高性眩晕，当它成为恐高症时就需要给予行为治疗了。对一些不太复杂的病情，让病人后退或背靠支撑物，让深感觉替代视觉即可发挥平衡作用。

◆ 诊断困难时该怎么办

与复发性眩晕一样，即使进行彻底检查，某些复发性头晕的原因仍可能无法明确。下面列举出一些问题和提示，以期提高诊断水平。

是否真的为头晕

由于多数患者难以准确表达他们的经历，因此口述的症状与实际情况可能并不完全相符。轻度眩晕通常没有典型的旋转表现，部分原因由于眼球注视抑制了外周前庭性眼球震颤。询问是否有过旋转感、与体位变动是否相关、有无振动性幻觉、是否伴有恶心和向一侧偏斜甚至倾倒？如果回答是，则提示为前庭性眩晕而不是非前庭性头晕。前庭功能检查可发现内耳疾患，然而在前庭功能检查中不应过度关注细微异常及临界性异常，通常这些也可存在于健康人。平衡障碍的患者可能诉说有反复发作的头晕，但这些患者的头晕仅发生于站立和行走之时，体检时会发现姿势或步态异常（表6.2）。

病史中是否遗漏了某些相关细节

应当仔细询问病史以免遗漏躯体和精神疾患，应注意诱因、伴随症状或吸毒史。头晕日记有助于精确记录症状及发作时间。

对原因不明者，不能将“心理障碍性头晕”像垃圾筐一样应用

精神性疾患的诊断应以 DSM - IV 或 ICD - 10 为标准。无论是心理性或躯体性疾患的误诊，对患者的治疗都是有害的。当出现心理性因素时，在确诊心理障碍性头晕之前，邀请精神科会诊和对相关躯体性疾患

的检查是有益的。

请内科医师会诊

作为一位神经科或者耳鼻喉科医师，在排除了由前庭或中枢神经系统病变所致的头晕以后，应邀请内科医师会诊。还应当严谨地评估异常的检查结果与临床表现的关联性，以防止不必要的治疗，如使用心脏起搏器治疗血管运动型的神经反射性晕厥。

第五章　位置性眩晕

位置性眩晕是指仅在特殊的头位才发生的一种眩晕（见表5.1）。位置性眩晕常可通过病史直接获得确诊，如患者常诉说在躺下或坐起、翻身至另一侧、抬头或低头等一定的头位变动中出现眩晕；有些患者

表5.1　常见位置性眩晕的诊断要点

眩晕类型	主要特点
后半规管良性发作性位置性眩晕（PC－BPPV），占全部位置性眩晕的80%以上	短暂发作（＜30秒），由翻身、躺下、坐起、头部后仰或前倾所诱发 症状发作持续数周至数月，缓解期可长达数年 以向地性旋转性眼震为主，眼震方向朝向悬头时位置低的一侧
水平半规管良性发作性位置性眩晕，占全部位置性眩晕的20%以下	发作主要由侧翻身诱发，常与PC－BPPV交替发生，左或右侧卧时，出现向地性短暂性水平眼震（变异型可能表现为离地性水平眼震）
偏头痛性眩晕	可以表现为位置性眩晕，有偏头痛病史，眩晕发作期出现特征性的偏头痛伴随症状，眩晕可持续数分钟至数日，可出现任何形式的眼震
中枢性位置性眩晕	单次发作的持续时间不定，眩晕的诱发位置和眼震的表现不定，可有脑干或小脑损伤的体征，个别症状可能与BPPV相似，但不完全相同
其他眩晕	酒精性位置性眩晕和眼震、外淋巴瘘、前庭阵发症、巨球蛋白血症、胺碘酮中毒、颈性眩晕

BPPV：良性发作性位置性眩晕

即使通过问诊仍不能被确认眩晕的位置性本质，因此对反复发生眩晕的患者都应当进行位置试验。

有些学者主张将眩晕分为位置性眩晕和变位性眩晕。前者是指保持头位处于诱发位置，眩晕一直持续存在；后者是指头位虽然一直处于诱发位置，但眩晕感却逐渐消退。这种提法并没有被广泛接受，原因是它并不能有效地将周围性与中枢性前庭功能障碍区分开来。

◆ 后半规管良性阵发性位置性眩晕

表 5.2　后半规管良性阵发性位置性眩晕的要点

病　　史	每次发作持续时间短暂（<30 秒），由卧位翻身、躺下、从卧位坐起、仰头或低头时诱发 发作期可持续数周至数月，间歇期可长达数月至数年
临床检查	Dix－Hallpike 位置试验：以旋转性眼震为主（可伴少量垂直向上成分），当病侧耳处在最低位置时，旋转性眼震的快相朝向地面；由卧位坐起后，眼震方向通常逆转
病理生理学	脱落的耳石随头部位置的变化由椭圆囊进入后半规管内
辅助检查	临床表现典型者无需辅助检查
治　　疗	Epley 或 Semont 手法复位；改良的 Epley 手法可用于家庭中自我治疗

临床特点

良性阵发性位置性眩晕（BPPV）是最常见的位置性眩晕，约占位置性眩晕患者的 90%。在所有眩晕性疾病中，BPPV 的发病率最高，约占到眩晕/头晕专病诊所就医人数的 25%。BPPV 的患病率随年龄增长而增多，女性患病率大约是男性的两倍。BPPV 可能涉及各个半规管，但后半规管 BPPV 最为常见。所有 BPPV 亚型都能根据临床表现进行诊断。病理生理学的本质决定了 BPPV 是疗效最好的眩晕病。

后半规管良性阵发性位置性眩晕（PC－BPPV）是由头位改变所诱发、发作持续短暂的眩晕。患者在卧位时翻身、由坐位躺下或卧位坐起、仰头向上看或低头时出现眩晕。其运动性幻觉通常为旋转感，有时也可有身体倾斜感。其它主诉包括发作期出现的平衡障碍、振动性幻视、恶心，有时还可能出现呕吐。患者通常意识到某种头部运动会促使眩晕发作，因而常常想办法避免或限制这种特定的头部动作，如坐着或保持颈部竖直睡觉，但这会延长该病的自然病程。患者可出现继发性的焦虑症，即使在 BPPV 治愈后仍可能持续存在。

PC－BBPV 单次发作通常持续 5～20 秒，一般不超过 30 秒，但一次发作后患者可能会抱怨持续数小时至数天的头晕以及身体失衡感。PC－BPPV 可在某个阶段内出现持续几天至数月的反复发作，之后可能有长达数月至数年的无症状间歇期。大部分 BPPV 为原发性，但有约 25% 的 BPPV 继发于头部外伤或先前存在的迷路病变，如前庭神经炎或梅尼埃病。双侧 BPPV 在原发性病例中较罕见，而在外伤后的病人中却较常见。

确诊需通过位置试验诱发出眩晕发作并同时观察到典型的眼震。Dix－Hallpike 手法是诱发并证实 PC－BPPV 的经典试验（图 5. 1），其作用原理是，使患侧后半规管的长轴与重力作用面平行，从而使之受到最大程度的刺激。改良的 Hallpike 手法操作的方法是，于坐位使头部向一侧转动 45°，身体向另一侧卧倒并使枕部侧面贴紧床面。两种操作方法的后半规管长轴位置的变动实际是一致的（见视频 02. 16 至 02. 19）。

当位置性眼震符合下述诊断标准时，即可确诊为 PC－BPPV：

- 旋转－垂直性眼震　这种眼震出现在向患侧卧倒时（患耳处于最低位置。——译者注）。最突出点是旋转性眼震主要朝向低位患侧耳（见视频 05. 01），还可见到一种幅度较小的垂直向上性眼震。由于眼震方向受凝视方向的影响，因此要求患者应当注视医师的鼻子以保持眼球的居中位。

- 潜伏期　在到达诱发位置几秒钟后就开始出现眼震和眩晕。眼震的强度快速增强然后减弱（从弱逐渐增强到再逐渐减弱）。
- 持续时间　眼震通常持续5～20秒，很少超过30秒。
- 逆转现象　患者由卧位回到坐位几秒钟后，出现强度稍低但方向相反的短暂性眼震。
- 易疲劳性　重复位置试验，大多数患者的眩晕和眼震减弱。重复试验对患者来说是很痛苦的，一般无需进行。

单侧PC－BPPV的表现有时可能貌似双侧BPPV，因对健侧耳进行位置试验时的头部转向角度过大即超过45°时，患侧后半规管实际上也会受到刺激。

病理生理学

良性阵发性位置性眩晕是由于椭圆囊内的耳石脱落碎片进入半规管，并可能聚集成团块，当头位的改变时会引起内淋巴液流动的畅通性不足，称之为管结石病（如图5.1），它可以解释PC－BPPV的所有临床特点。潜伏期可能是耳石碎片在壶腹内部移动（在到达狭小的管道前）所需要的时间，在此处它们只有较小的流体效应。眼震的持续时间反映了耳石碎片沿管道移动和沉降在管道最低处所需的时间。耳石碎片的反向移动将导致嵴帽偏向相反方向，可以解释患者坐起后出现反向的眼震现象。

BPPV（良性阵发性位置性眩晕）患者有一些易感因素：老年人、头部外伤、既往内耳病史、偏头痛、骨质疏松以及普通外科手术史。这些都支持管结石病BPPV的概念。

- 年龄　椭圆囊和球囊内的耳石数量随年龄增长而减少，可能是耳石自发脱落的结果。
- 外伤　轻度头部外伤可使耳石由椭圆囊内的胶状表面脱落，一旦这些颗粒或碎片进入半规管就会导致BPPV的发生。

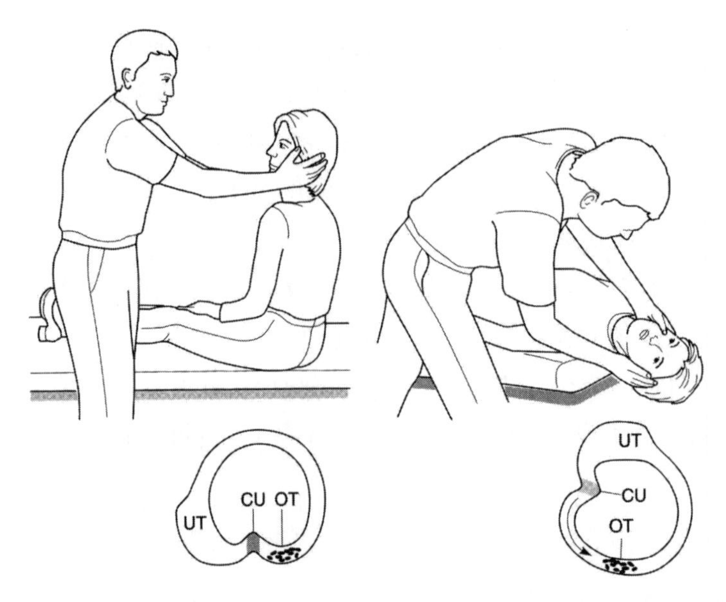

图 5.1　左侧后半规管结石病的 Dix – Hallpike 手法检查示意图

首先让病人坐在检查台上，头部向检查者方向转动 45°，嘱患者睁眼并注视检查者的前额部，然后让患者快速躺倒呈侧卧悬头位。若出现短暂的向上旋转性眼震，表明下方耳患有后半规管良性阵发性位置性眩晕（PC – BPPV）。该图下半部分显示的是管结石病的发病原理。当病人处于直立位时，耳石位于嵴帽的基底部，不产生任何刺激症状。在 Dix – Hallpike 手法检查期间，头部在后半规管平面做后仰运动时引起耳石颗粒在管内移动，导致内淋巴液和嵴帽向相同方向移位，半规管毛细胞感受刺激，引起上跳的混合性旋转眼震，这种眼震反映了后半规管与眼球上斜肌和下直肌的兴奋性联系。眼震在耳石颗粒到达管内的最稳定位置及嵴帽回归静息位后消失。当患者再次坐起时，耳石颗粒会向相反方向移动引起嵴帽和毛细胞的抑制性偏离而引发反向眼震。

CU：嵴帽　　　OT：耳石　　　UT：椭圆囊

- 耳疾病　前庭神经炎或其他外周性前庭疾病损伤椭圆囊而引发 BPPV，结果出现冷热刺激的反应性减低与 BPPV 共存。这就解释了前庭神经炎时后半规管并没有受累，但却出现继发性 BPPV。

- 偏头痛　偏头痛发作可对内耳造成反复损伤，可能是另一个 BPPV 的易感因素。

- 骨质疏松症　钙代谢异常引起耳石成分异常，导致耳石易从椭圆囊斑上溶解下来。

- 外科手术　所有外科手术后均可出现 BPPV，可能由于全身麻醉进行气管插管时头部过分后仰，促使耳石进入后半规管所致。

一些组织学及手术中的发现支持管结石病的概念。Schuknecht 描述在那些死于其他疾病但患有 PC－BPPV 的病人中，耳石颗粒或碎片不仅沉积于嵴帽上，在半规管内也有沉积。在 BPPV 患者手术时，发现在后半规管内的内淋巴液中有移动的颗粒（如图 5.2）。电镜观察发现，复位的耳石颗粒在形态学上与变性的耳石一致。但管结石病最有说服力的证据是手法复位治疗能有效清除患侧半规管内移动的耳石颗粒或碎片。

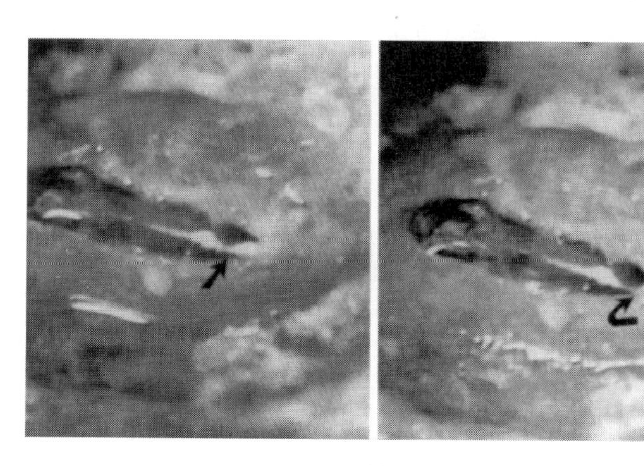

图 5.2　管结石病

在手术中打开 BPPV 患者的后半规管（图中心的深色区域），可以看到内淋巴液中的白色物质，当上抬患者头部（箭头示）时白色物质将移动。

辅助检查

对表现典型的患者无需另外的检查。对提示有潜在迷路病变的非位置性眩晕病史者，应当进行前庭和听力功能检查。

鉴别诊断

后半规管良性阵发性位置性眩晕应当与其他类型 BPPV 以及前庭神

经核、小脑尾部损伤引起的中枢性位置性眩晕相鉴别，区别主要以眼震特点为基础（如表5.3）。多年反复发作与缓解的病史提示是BPPV而不是中枢性损伤。与偏头痛性眩晕及中枢位置性眩晕的鉴别见下表。

表5.3　位置性眼球震颤的鉴别诊断

疾　病	潜伏期	持续时间	眼震方向
后半规管BPPV	有	5~30秒	旋转性眼震朝向下方耳+垂直向上成分；坐起后常有反向眼震
水平半规管性BPPV（管结石病）	无	10~60秒	无论头侧向左或右，均出现朝向地面方向的水平眼震
水平半规管性BPPV（嵴帽结石病）	无	>2分钟	无论头侧向左或右，均出现远离地面方向的水平眼震
前半规管性BPPV（管结石病）	可有	<1分钟	垂直向下+旋转性眼震，快相朝向患侧
中枢性眩晕	常无	常持续	一般为单纯向上或向下，诱发头位与眼震方向可出现任意的组合
偏头痛性位置性眩晕	常无	常持续	诱发头位与眼震方向可出现任意的组合

BPPV：良性阵发性位置性眩晕

前半规管性BPPV（AC－BPPV）较罕见，仅作简要介绍。Dix－Hallpike位置试验可引起耳石在病侧前半规管内移动，无论头转向哪一侧。病变侧可根据眼震方向予以判断：虽然眼震方向总是垂直向下，旋转成分却总是朝向病变侧。这种旋转成分可能非常细小，临床检查甚至用弗仑泽尔镜都难以发现。AC－BPPV的治疗还没有得到充分的评估，理论上可让患者先取坐位头向健侧转动30°，然后躺下并使头部尽量垂直悬空，而后再坐起。

治疗

第一步是告知患者有关 BPPV 的发病原理及其良性病程，减轻其不必要的恐惧感以便接受治疗。PC－BPPV 的治疗有两种方法即 Epley 法和 Semont 法，迫使耳石颗粒或碎片由后半规管回到椭圆囊内。这些疗法对 PC－BPPV 的急性发作非常有效，但对将来可能出现的复发无预防作用，不过对大多数患者而言复发常出现在数月以后或更常见的数年以后了。

Epley 推荐了耳石的手法复位治疗。先让后半规管的长轴处于重力作用平面，然后经连续的头部位置调整（每次约有 90°的转位）（图 5.3，视频 05.04～05.05）。为了观察眼震，应当嘱患者保持睁眼状态。在第二和第三位置出现位置性眼震且方向与头部方向相同，提示耳石颗粒朝椭圆囊连续移动且预后良好。常见操作失败的原因是与从一侧悬头位转向另一侧悬头位过程中头下垂的不够充分有关，这迫使耳石颗粒向后面的半规管嵴帽末端移动。曾有人建议在手法复位中进行乳突振动，但并未证明能提高疗效。同样，在治疗成功后保持直立位 48 小时也是没有必要的。

头部转向哪一侧都能促使好接受治疗。

Semont 耳石手法复位的原理，是通过头部在后半规管平面上进行 180°的摆动，将耳石颗粒倒入椭圆囊内以达到治疗的目的一种疗法（图 5.4，视频 05.02～05.03）。病人坐在检查台上，检查者站在病人前方，使患者头部向健侧耳方向转动 45°，然后让患者快速向患耳一侧躺下。这一体位触发眩晕并且伴有朝向患侧耳的眩转性眼震。保持这一位置一分钟后，使患者转至检查台的另一侧，并保持上述头部位置。更简单来说，就是让患者由患侧耳向下的位置快速转变至患耳朝上的相反位置。治疗失败可能是因头部向一侧转动不到位或 180°的头部摆动较慢所致。

如果操作正确，Epley 和 Semont 法是非常有效的，经一次治疗完全恢复的病人可 50%～70%。如果位置性眩晕和眼震仍然存在，应当立即重复进行治疗，这样可将成功率提高至 80%～90%。随机对照试验

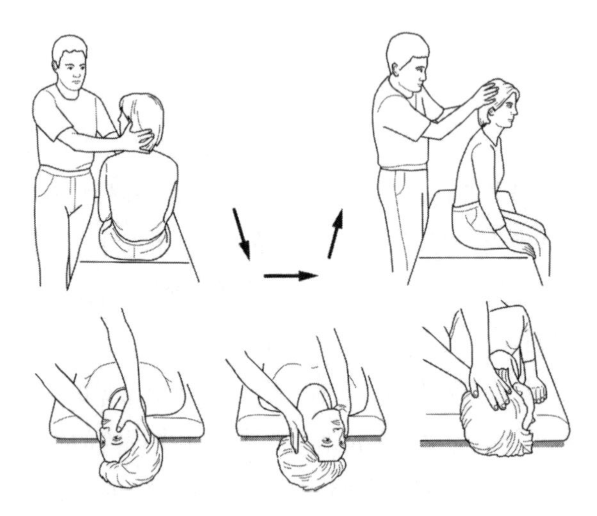

图 5.3　Epley 耳石复位法治疗左侧 PC－BPPV

该操作由一组 5 个连续的头部位置调整组成，由治疗医师手动引导。每次头位变动要求快速并维持 30 秒，从左到右进行：病人取坐位，头向患侧转动 45°；让患者躺下，头位与 Dix－Hallpike 操作法一样；向反方向旋转头部 90°；进一步旋转其头部及身体，使患者面向斜下方，鼻子较水平面低 45°；扶起患者回到坐位。

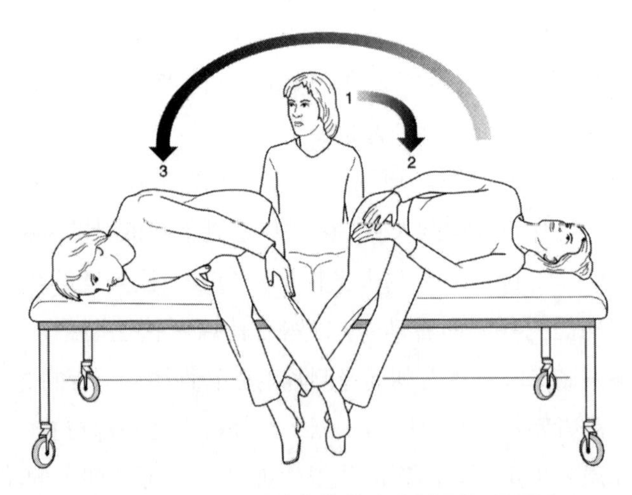

图 5.4　Semont 手法复位治疗左侧 PC－BPPV

该操作由治疗医师手动引导（图中没有描绘治疗医师）。全部操作应快速进行，自始至终让头向健侧转 45°（见视频 05.02～05.03）。从左至右进行：让病人取坐位，头向健侧转动 45°，让患者向患侧躺下（保持原来的转头方向）并持续 1 分钟。然后快速掉转头部和身体至相反侧，并保持原来的转头方向，鼻子低于水平面 45°位置，持续 2 分钟后扶起患者回到坐位。

表明，其中任意一种操作都较假手法治疗组或不接受治疗组有效。若Epley法失败，则可以进行Semont法治疗，反之亦然。如果位置性眩晕引起恶心，可在手法治疗前让患者服用前庭抑制剂。“成功”的复位治疗偶尔可能会使耳石颗粒意外地转移到另一半规管内，导致PC-BPPV转换为另一类型的BPPV。不过，后者也可经恰当的手法复位治愈。

当Epley或Semont手法无效，或病人仍频繁复发，可让其在家中应用改良型Epley法进行自我治疗。经过恰当的治疗，大多数患者在数天内症状消失。该疗法还可用来治疗有BPPV病史但Hallpike检查为阴性的患者。可以通过体位变化检查哪一侧受累，例如从坐位到右侧耳向下的体位变化诱发出眩晕，则提示右侧迷路受累。图5.5显示的是用改良型Epley分别检查和治疗左侧和右侧BPPV的过程。如果患者出现频繁复发，应嘱咐他们避免头部低于水平面的动作，以防止耳石反复进入后半规管内而致病。

外科手术可用于治疗那些特别罕见的患者，这些患者具有长期的BPPV病史并对适当和反复的复位治疗没有效应。经乳突填塞后半规管术或经中耳横断后壶腹神经术，经证实对PC-BPPV均具有永久性的疗效。

◆ 水平半规管良性阵发性位置性眩晕（管结石型）

表5.4　水平半规管良性阵发性位置性眩晕（管结石型）的要点

病　　史	眩晕发作短暂（<60秒），由翻身诱发，症状发作数天或数周，通常与其它类型BPPV交替发生
临床检查	位置试验，仰卧位时头部转向一侧，无论转向哪一侧，均出现快相朝向地面的水平性眼震；头转向病侧时，眼震加重
病理生理学	头位变化后，脱落的耳石颗粒从椭圆囊向水平半规管移动
辅助检查	典型病例无需检查
治　　疗	头部270°旋转（治疗水平半规管耳石的改良型Epley法）或交替地向无症状侧侧卧位8小时

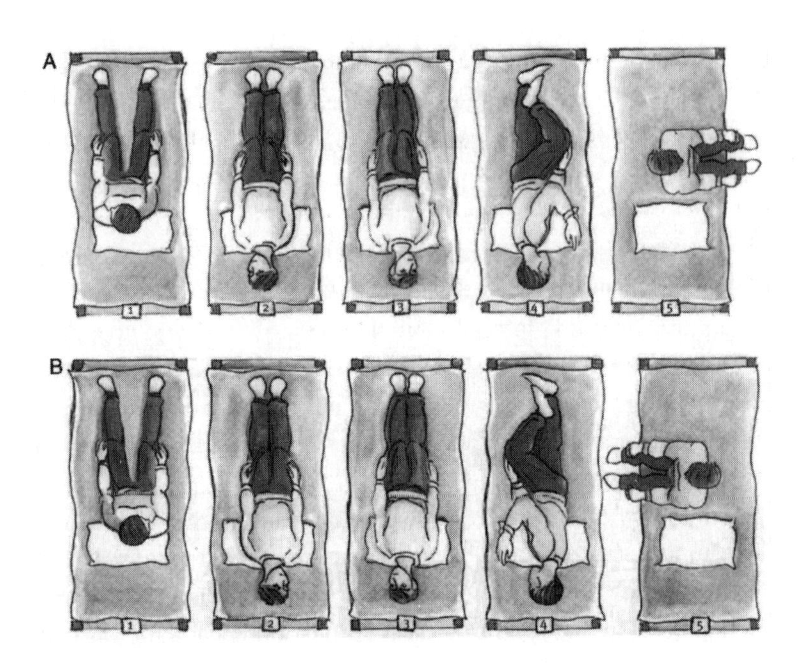

图 5.5　改良型 Epley 自我疗法

A：用于左侧 PC－BPPV 的改良型 Epley 自我疗法。对患者的说明：（1）从坐在床上开始，向左侧转头 45°，将一个枕头放在你后面，这样在躺下时使之位于你的肩下；（2）迅速躺下，肩部压在枕头上，颈部伸展，头部置于床上，保持患侧耳（左耳）在下的这一体位 30 秒；（3）向右侧转头 90°（不要抬起头部），并持续 30 秒；（4）再向右转体和头部 90°并持续 30 秒；（5）从右侧边坐起来。此操作每天重复 3 次，直至眩晕消失达 24 小时为止。

B：用于右侧 PC－BPPV 的改良型 Epley 自我疗法。（1）从床上坐位开始，向右侧转头部 45°，将一个枕头放在你背后，躺下时使其位于你的肩下；（2）迅速躺下，肩部压在枕头上，颈部伸展，头部置于床上，此时患侧耳（右耳）位于下面并保持此头位 30 秒；（3）向左侧转头 90°（不要抬头）并保持 30 秒；（4）向左侧转体转头 90°并保持 30 秒；（5）从左侧边坐起。此操作每天重复 3 次，直至眩晕消失达 24 小时为止。

临床特点

水平半规管受累约占所有良性阵发性位置性眩晕患者的 10% ~ 20%。有两种类型，分别为较常见的水平半规管管结石病和较罕见的水平半规管嵴帽结石病。对这两种类型的结石病的识别是很重要的，因为它们的一些特点以前曾被误认为中枢性位置性眩晕。

对于水平半规管管结石病（HCan－BPPV）而言，眩晕发作是在仰卧位头部向一侧转动而诱发的，而坐起或躺下所引发的症状却很轻微。同样地，直立时头部的水平运动引发的症状也很轻微。发作期相对于后半规管较短，一般持续数天倒数周。HCan－BPPV 的发作常与其它类型 BPPV 交替发生。

进行诊断性位置试验时，患者仰卧位，头部快速转向一侧。无论头部转向左侧还是右侧，均可诱发短暂的朝向地面的水平性眼震（向地性眼震），不用弗仑泽尔镜亦可轻松地观察到眼球运动。典型的眼震没有或潜伏期极短，单纯的水平眼震持续可达 1 分钟，当头部转向相反侧时眼震方向也可随之改变。重复手法检查，没有疲劳性或极微小。当维持诱发体位时，可能会出现低强度但持续较长时间的反向眼震。以下眼震特点有助于鉴别患病侧：

a. 头部转向患侧时，眼震总是较强。

b. 该侧的反向眼震更明显。

c. 由坐位变换至仰卧位可能会诱发朝向健侧的短暂性水平性眼震，而向前低头时通常引起朝向患侧的眼震。

病理生理学

与 PC－BPPV 相似，HCan－BPPV 是由耳石颗粒脱落进入半规管引起的。仰卧位，头转向患侧引发耳石颗粒及内淋巴液流向位于半规管前部的嵴帽，刺激水平半规管的毛细胞引发短暂的水平性眼震，眼震方向朝向患侧，即朝向下位耳；头部转向另一侧时耳石颗粒呈反向移动，眼震方向发生逆转（如图 5.6）。不管头转向何侧，水平性眼震都朝向地面，被称为向地性眼震。

HCan－BPPV 在病发后几天常可自发缓解，因为脱落的耳石颗粒

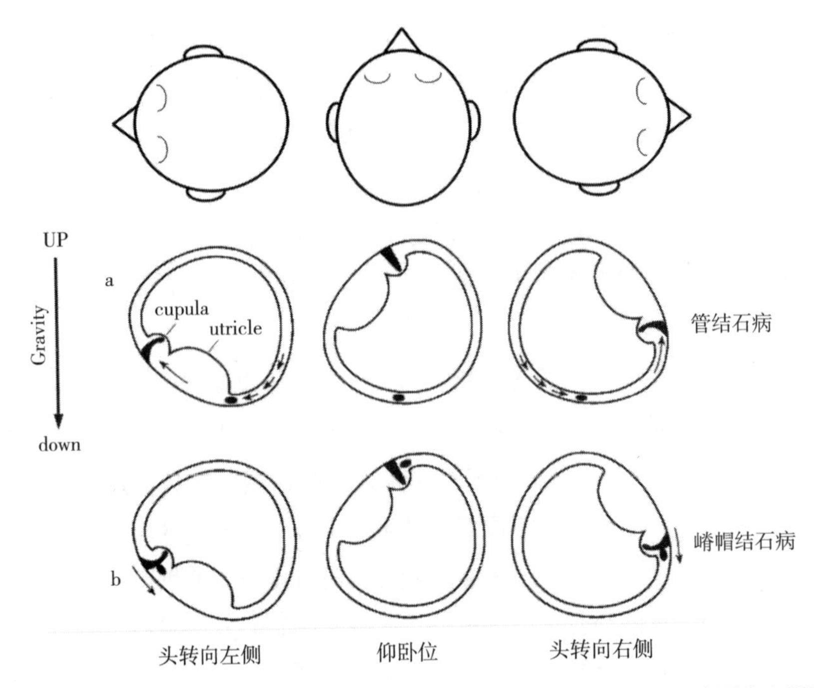

图 5.6　水平半规管管结石病和水平半规管嵴帽结石病的发病原理（右耳为患侧）

在管结石病的眩晕中，耳石颗粒在管内自由移动（a），而在嵴帽结石病的眩晕中，耳石颗粒却固定在嵴帽上（b）。在这两种情况下，当头部转向相反位置时嵴帽偏向都有逆转，可为方向变换性位置性眼震提供了解释。这两种类型眩晕的最重要区别是嵴帽偏离的方向，管结石病的嵴帽偏离向上，嵴帽结石病则向下。这就可以解释管结石病的向地性眼震和嵴帽结石病的背地性眼震。图中箭头提示嵴帽偏离的方向。

在头部的自然运动较容易离开水平半规管之故。与此相反，由于后半规管的解剖位置最低使得管内的耳石不易脱离，而使得症状持续时间较长。

辅助检查和鉴别诊断

对具有典型表现的患者不要求进行附加的测试。中枢性前庭损伤累及前庭神经核或小脑尾部时偶可诱发相似的眼震。但 BPPV 呈反复发作，神经功能检查正常以及对治疗的快速反应，有助于 HCan - BPPV 的诊断。其它类型的位置性眼震将在表 5.3 中进行描述。

治疗

可通过数种疗法缓解病情。采用所谓的“烧烤棍”旋转法时，患者取仰卧位，循水平半规管平面，以每次 90°向健侧同时转体转头凡三次共 270°（如图 5.7）。采用这种操作法一次可以解决 70% 的位置性眩晕。另一个疗法是嘱患者采取向健侧卧位休息或睡觉 8 小时，同样可预防 70% 的患者发作。

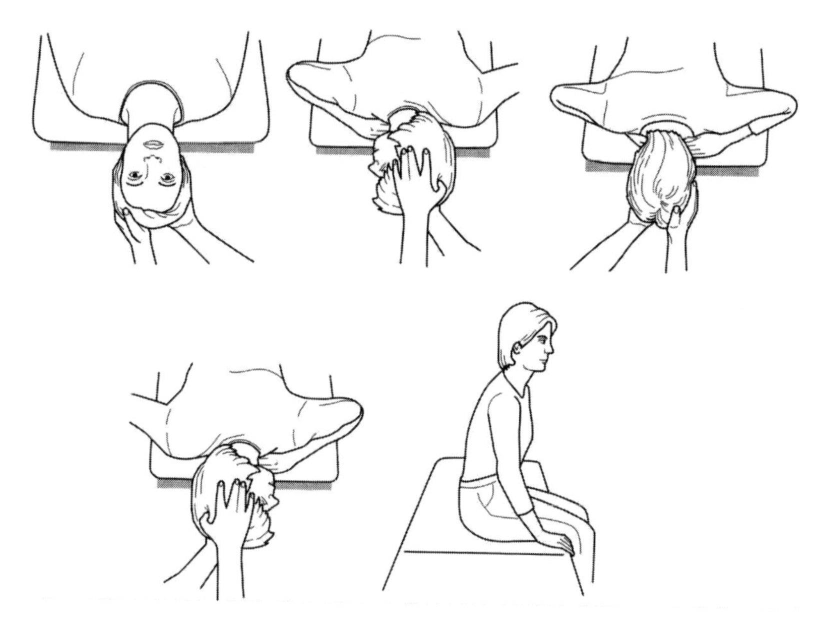

图 5.7　管结石病的“烧烤棍”疗法

患者取仰卧位，循水平半规管平面以每次 90°向健侧同时转体转头三次共 270°，每个步骤之间间隔 30 秒或直到眼震消失。这种治疗可由患者在家中自我进行。具体操作：从患者仰卧位开始，先向左侧转头 90°，转体 180°，继而转头至俯卧位置，再向左转头 90°，最后，让患者由其左侧坐起。

◆ 水平半规管良性阵发性位置性眩晕（嵴帽结石型）

表 5.5　水平半规管良性阵发性位置性眩晕（嵴帽结石型）的要点

病　史	眩晕发作较长（>3 分钟），向侧面翻身而诱发，症状发作持续数天或数周，通常与其它类型 BPPV 交替发生
临床检查	位置试验：仰卧位时，往任一侧转头均可诱发出水平性眼震，快相背离地面；向健侧转头时眼震加重
病理生理学	头转向一侧时，从椭圆囊脱落下来的耳石粘附在水平半规管的嵴帽上，引起嵴帽偏离
辅助检查	典型病例无需其他检查
治　疗	按“烧烤棍”疗法转头 270°后（改良的 Epley 复位法）叩击或振动头部

临床特点

水平半规管良性阵发性位置性眩晕（HCup－BPPV）患者大多数是在仰卧位侧转头时发生位置性眩晕。与水平半规管管结石病（HCan－BPPV）相比较，只要保持头的侧方位置眩晕就会持续存在。HCup－BPPV 通常与其它类型 BPPV 交替发生，尤其常易出现在 HCan－BPPV 治疗期间。

典型表现是，在仰卧位当头转向任一侧时，均可诱发长时间的背离地面的水平性眼震，被称为背地性眼震。这种眼震在 10～20 秒内强度增大，最终会变小，但只要头继续处于侧位眼震就会持续，头转向健侧时更加强烈。但与 HCan－BPPV 的向地性眼震相比，这种眼震形成慢、强度低，若没有用弗仑泽尔镜检查可能会被漏掉。

病理生理学

耳石颗粒粘附在嵴帽上提高嵴帽对重力作用的敏感度，这可为HCup－BPPV的背地性眼震（见图5.6）以及在诱发体位出现的嵴帽偏离而导致的持续时间较长的眼震提供很好解释。这种在仰卧位出现慢而持久的水平眼震，提示水平半规管嵴帽的偏离方向与头部方向相关：当患者仰卧时，重力增强嵴帽偏离的兴奋性，导致眼震朝向患侧。

辅助检查和鉴别诊断

对于有典型表现的患者不要求进行其他辅助检查。中枢性前庭损伤累及前庭神经核或小脑尾部偶可诱发相似的眼震，而BPPV呈反复发作。神经功能检查正常以及治疗的快速起效等有助于HCup－BPPV的诊断。其它类型的位置性眼震将在表5.3中进行描述。

治疗

HCup－BPPV的治疗还没有被正式地评估。温和的头部叩击、振动或小幅度快速摇动头部可能会使耳石从嵴帽上脱离。由于无法明确耳石是粘附在椭圆囊侧还是在嵴帽的管侧，应接着进行270°旋头治疗，迫使耳石移出半规管（如图5.7）。

◆ 偏头痛性眩晕

偏头痛性眩晕（MV）常会由于头位变化而加重，偶尔会表现为单纯位置性眩晕急性持续发作。有时偏头痛性眩晕的某次发作起始于自发性眩晕，后来变为位置性眩晕。眩晕单次发作可能仅持续几秒或者随头部某位置的维持而一直持续。伴有位置性眼震的眩晕症状发作持续时间可以从数分钟至数天不等。MV 的复发通常较 BPPV 更频繁。

偏头痛性眩晕的眼震属于中枢性位置性眼震，眼震方向与受刺激的半规管平面无关（见下面的“中枢性位置性眩晕”），凭此特点大多数病例可与 BPPV 相区别。诊断需基于当时的偏头痛伴随症状。对首次急性 MV 发作者应进行脑部成像检查以排除中枢病变，但具有反复发作并能完全缓解的患者则提示为慢性病程，不一定需要进行类似检查。

◆ 中枢性位置性眩晕

表 5.6　中枢性位置性眩晕的要点

病　史	短暂或持续性眩晕；由头位改变而诱发；单次发病较复发多见
临床检查	位置试验：仰卧位，侧向转头和头后悬位，不同体位引发眼震方向的不同组合
病理生理学	前庭神经核或小脑尾部病变 耳石信息的中枢处理出现异常
辅助检查	头颅 MRI 并根据 MRI 结果选择进一步的其他检查
治　疗	治疗原发病

MRI：核磁共振成像

临床特点

中枢性位置性眩晕（CPV）较罕见，在位置性眩晕中的比例不到 5%，但常提示可能有危及生命的延脑或小脑尾部病变。因此，对所有的位置性眩晕患者都应考虑中枢性病变的可能性。

患者的位置性相关症状可持续数小时至数年。症状包括位置性眩晕、位置性恶心或呕吐、位置性振动幻觉（由位置性眼震所致）等，所有这些症状可能单独或合并出现。中枢性位置性眼震有时是在没有位置性症状的神经疾病患者的临床检查中偶被发现的，例如小脑变性。复视、言语不清、共济失调或吞咽困难等其它主诉，提示为后颅窝病变的早期症状。

眼震不仅在经典的 Dix – Hallpike 检查中能被观察到（见图 5.1；视频 02.16、02.17），也可在仰卧位（鼻向上）、头转向左或右侧以及后仰悬头位（头从仰卧位向背部再屈曲 30°）中出现。所有位置试验中的眼震方向、持续时间以及主观症状都应如实记录。中枢性病变的位置性眼震特点如下：

- 眼球直视前方时，出现单纯垂直性（视频 05.06）或单纯旋转性眼震（视频 03.04）。
- 斜向眼震（垂直和水平方向的混合眼震）。
- 眼震方向随不同头位而变化（如，由水平眼震变为旋转眼震）。
- 与 HCup – BPPV 的持续背地性水平向眼震相比，本病的眼震更为持续。

神经系统检查尤其是脑干和小脑体征的异常（表 5.7），支持中枢性位置性眩晕的诊断。

表 5.7　中枢性位置性眩晕的脑干和小脑体征

麻痹性斜视
三叉神经感觉减退或疼痛
面　　瘫
吞咽困难
发音嘶哑
舌瘫、凝视诱发的眼球震颤
跳跃性眼球跟踪运动
共济失调
构音障碍

病理生理学

引起中枢性位置性眩晕的病变多局限于桥脑－延髓平面的第四脑室周围，如前庭神经核、小脑绒球小结以及前庭－小脑通路。这些病变包括：原发性脑肿瘤、肿瘤转移灶、梗死、出血、脱髓鞘病以及局部感染。一种较良性的与结构病变无关的 CPV 的变型是急性偏头痛性眩晕。无伴发眩晕的向下位置性眼震常提示双侧小脑病变，例如小脑变性（见视频 05.06～05.07）。CPV 和眼震的确切机制仍然未知。持续的位置性眼震很可能反应了中枢对耳石至头位信号的处理过程出现了异常，而短暂的位置性眼震可能是半规管反应过度的结果。这两种机制都可能涉及到小脑抑制了前庭作用的释放。

辅助检查

当怀疑为中枢性体位性眩晕时应当进行 MRI 检查。必要时，进一步的脑脊液检查、脑血管检查和根据临床及影像学结果而进行原发肿瘤的查找或基因检测。

鉴别诊断

当表现与 BPPV 不同的特征或发现有脑干、小脑异常体征时，应当怀疑中枢病变。BPPV 的某一项特征，如眼球震颤的潜伏期、持续时间和发生过程等也可能出现于 CPV（中枢性位置性眩晕），但中枢病变的眼震不可能与 BPPV 完全相似。鉴别 BPPV 和 CPV 的最可靠指标是眼球震颤的方向。对于 BPPV 而言，当病侧半规管在其平面上，因特殊头位而受到最大刺激时，眼球震颤方向总是位于能被激活的半规管作用平面（即半规管被激活时，其所对应的眼外肌的作用平面。译者注）。因此，在 Dix – Hallpike 试验时，PC – BPPV 总是诱发出旋转性（带有微小的垂直成分）眼震，这可能与后半规管和眼部相应肌群的联系有关。同样，HC – BPPC 却总是诱发出水平性眼震。

相反，中枢性体位性眼球震颤通常不能归因于遭受刺激的半规管的作用平面。当出现单纯的垂直性或旋转性眼震（必要时可通过弗仑泽尔镜证实），应当怀疑为中枢性的病变，因为该项眼震无法用某单个半规管受到刺激而解释。通常情况下，只要保持头处在诱发位，中枢性位置性眼震就会持续存在，不会因为重复性位置试验而减弱。另一个鉴别 CPV 和 BPPV 的特征是前者病程呈单向性，无多次缓解及复发的长期病史（偏头痛除外）。

对患中枢性位置性眩晕但影像学结果正常的患者，应考虑有偏头痛性眩晕或药物源性眩晕（如胺碘酮）的可能性。当仅有中枢性位置性眼球震颤却无眩晕的类似孤立性病变，且影像学检查结果为阴性时，通常无法给出确切诊断。应注意多数健康人在非注视时也会出现某种程度的位置性眼球震颤。

治疗

治疗应该针对原发病。很多中枢性位置性眼球震颤患者不需要特殊治疗。对症治疗时，可使用前庭抑制药和止吐药，但对个别患者可能无效。一些在中风后或脱髓鞘病急性期的患者需要卧床休息，保持头部不动数日，可能需要临时的静脉营养。任何类型的体位锻炼都不仅无益，反而会加重患者的症状。

预后取决于其病理过程。由于中枢前庭系统自身病变使得中枢代偿功能可能变得微乎其微，因此永久性结构损伤的患者将长期承受位置性眩晕和恶心症状。这是眩晕的罕见病因之一，需要长期镇静药物治疗，且应从最小剂量开始。

◆ 其他原因的位置性眩晕

酒精中毒性位置性眼震及眩晕

该病的诊断不难，因为大多数医师本身就熟知酒精和迷路的密切关系。患者在饮酒 30 分钟后，仰卧位和向任一侧转头时均可立即出现眼球震颤，眼震呈水平向，朝向位置低的一侧耳。当患者向对侧转头时，眼震方向相反，但仍然朝向位置低的一侧耳。这一初始反应在饮酒数小时后随着酒精量的耗损而减弱，取而代之的是约两小时的静息期。然后位置性眼震重新出现，并朝向相反的方向，即侧卧时朝向上方耳。酒精性位置性眩晕可能是由于酒精的比重较轻，进入及离开内淋巴液和壶腹帽的速率不同，导致初期壶腹帽比内淋巴液轻，随后又比内淋巴液重。

外淋巴瘘

患有外淋巴瘘的病人可能在变动头位后引发眩晕。不同资料对这一表现的发生几率存在争议。尚缺乏这类位置性眩晕和眼震的详细的临床研究。由咳嗽、喷嚏和举重物等瓦氏动作引发的眩晕和眼震是外淋巴瘘的较为典型的临床特征。

前庭阵发症或第八脑神经血管压迫症

大约 20 年前，由于当时还没有良性阵发性位置性眩晕变异型的描述，神经外科医师描述了搏动着的血管压迫第八脑神经的表现，并提出了“失能性位置性眩晕”（disabling positional vertigo）的病名。即使该类疾病占有位置性眩晕的一定比例，现时却因为一直缺少包括临床表现、影像学证据、术中所见以及术后随访等完整的系列病例研究资料而遭到质疑。在 MRI 检查中发现血管跨过前庭神经时亦不能作为诊断前庭阵发症的依据，因为有 20% ～30% 健康人存在血管和前庭神经的无症状接触。卡马西平治疗有效通常被作为诊断该病的佐证。关于血管压迫第八脑神经的更详细讨论见前述。

巨球蛋白血症、甘油摄入和胺碘酮中毒

有个案报道位置性眩晕和眼球震颤与巨球蛋白血症、甘油摄入及胺碘酮中毒相关。

仰头性眩晕都是颈源性的吗

仰头引发的眩晕和平衡障碍只是一种临床表现，并不能据此做出一个实质性的诊断。这种情况常易被人们怀疑是由颈椎和肌肉疾病所引起，但真正的病因 BPPV 却被忽视也未给予治疗。应当知道，正常的颈部运动总是伴有头部运动和前庭感受器受到刺激。仰头性眩晕可能与包括头颈伸展时的生理性不稳定、PC－BPPV（后半规管良性阵发性位置性眩晕）、其他位置性眩晕、未代偿的前庭病等有关，仅少数情况与椎动脉闭塞和来自颈部的机械性感受器的神经传入信号异常等有关。

仰头时的生理不稳定性

每个健康人在颈部伸展时都会出现不稳感。按照下述做法即可得到验证：闭眼单腿站立，此时你可能会有轻微的摇晃，但还能站住；现在，做同样的动作，并使你的颈部向后仰 45°，在几秒钟之内你可能会跌倒。这一生理不稳定性的原因如下：前庭器官偏离了其正常平面 45°，中枢对传入信号就需要进行更复杂的分析和加以协调。对有平衡障碍的患者（如多发性神经病），头部伸展就会增加一点额外的不稳定性，从而导致患者跌倒。

PC – BPPV

这是仰头时导致眩晕的最常见病变，能够通过位置试验予以鉴别。因为位置试验不需要颈部伸展，从而证实症状是由迷路而并非颈部原因所致。

其他位置性眩晕

水平半规管 BPPV 和中枢性位置性眩晕也可在仰头时出现眩晕。当 Dix – Hallpike 试验呈阴性时，应进行包括仰卧位、头后悬位以及向左或向右侧转头的其他位置试验。

椎动脉闭塞

这是仰头性眩晕的一个罕见病因。症状的诱发除了需要头颈伸展外还需要转颈动作。要知道搏动的血管会对骨组织造成侵蚀，只要头在正常生理范围内活动，椎间孔是不会出现明显狭窄的。当头处在极限位置时椎动脉可受到骨赘和肌肉的压迫，如果对侧椎动脉发育不良就会引发眩晕，此时需要血管造影来判断发生阻塞的机制和位置（通常在第二颈椎水平）。当限制头颈活动不能有效避免椎动脉阻塞时，应当考虑手术治疗。

颈部机械性感受输入信号的异常

这是导致仰头性眩晕的另一个可能机制，但，即使其存在却也很难在临床中获得证实。毫无疑问，上颈部肌肉的肌梭可以向前庭神经核传入躯体感觉信号，但局部功能紊乱对平衡的影响尚无有力证据。麻醉人体第二颈神经根可导致暂时的步态异常，但直立位的平衡却不受影响。“挥鞭伤”后出现的头晕或眩晕可以由多种机制造成，如耳石从耳石膜上脱落、迷路损伤、BPPV、合并的脑干震荡或原有的椎动脉夹层，并不一定是颈源性的。

迄今为止，颈性眩晕的概念尚未被描述为一种临床综合征，也没有一项特异性检查可以协助确诊。因此，医师应努力寻找别的可解释症状的更新诊断，并且最好能有可靠疗效的治疗。并存的颈部疼痛可能需要理疗。在鼓励患者活动颈部时，眩晕的减轻可能与无意中促进了潜在前庭病变的代偿功能有关。

◆ 诊断困难时该怎么办

对临床表现不典型和处理上存在某些困难的少数位置性眩晕患者，特介绍几条建议供参考。

患者不愿意检查时

患者不愿意进行位置试验的患者通常有两个原因，要么是因为既往眩晕发作中的严重呕吐造成其严重不适，要么是出于恐惧的心理原因。对前者检查前应该服用止吐药，对后者应加强劝说或服用镇静剂，有时需要服用其他药物并短期住院。

Hallpike 试验阴性

主诉有位置性眩晕的患者，在下列情况下会出现位置性试验阴性。

- 症状在就诊前数天或数周就已经自动缓解了。由于你约诊时间太长了的缘故！
- 尽管患者一直有症状，但 Hallpike 试验却没能诱发出眩晕和眼球震颤，可能的原因如下：有时不能被 Hallpike 试验发现的水平半规管 BPPV，此时可尝试进行针对水平半规管的特殊检查（见有关章节）。另一种解释为，耳石团块紧靠着半规管的管壁移动，相对地减缓了内淋巴液的流动所致。在患者就诊当天重复检查或改天再检查，就可能会诱发出眼球震颤和眩晕。若能从病史推断出病变侧，就应当尝试 Epley 或 Semont 手法复位，否则耳石块就会继续留在半规管中致病。因此，应在轻轻地叩击头部的同时重新进行位置试验或者改日进行检查。不要忘记，起床后的头晕可能是直立性低血压而并非体位性眩晕（图 2.1）。

- 在体位检查中患者感到眩晕但你并未观察到眼球震颤的原因同样也很多。可能有些轻微的 BPPV 在体位检查中无法识别，尤其是患者的眼球在检查过程中乱动和配合不佳时。根据研究证实，这类情况对复位治疗一般会有较好疗效，部分患者的 BPPV 会自动消失或位置性眩晕的程度会有所减轻（“似乎要发生但确实未发生眩晕”）。这可能是以前发作的一种条件反射，一种先入为主的错误感受而并非真正的眩晕发作。重复进行位置诱发，晕的感受可能会被患者忘记。部分过多自我关注和焦虑的患者，可能对位置试验时的正常前庭感受出现过度的反应。对这些没有眼震却有严重眩晕反应的患者（有时甚至需要住院观察），医师需要解决其心理问题。

哪些情况需要行影像学检查

典型的 BPPV 无需影像学检查。对神经系统和眼球活动均无异常体征的非典型 BPPV 患者，应试行一到两周的手法复位治疗；如果发现患者出现不适并伴有不典型的眼球震颤，则可为其申请影像学检查。

对伴随有无法解释的神经系统、尤其是后颅窝症状或体征的患者，应当进行影像学检查。

第六章　慢性头晕与平衡障碍

对平衡障碍的患者来说，最可怕的是莫过于长期持续性的头晕。患者可能已经多次看过神经科和/或耳鼻喉科医师，肯定已做过多种检查，包括脑部影像学、听力图、颈部 X 线和前庭功能测试等，但仍然东奔西走，不停地就医。遇到这种慢性头晕通常存在下述问题：1. 究竟该如何诊断，患者还存在哪些可能被忽略的问题？2. 如何正确治疗？表 6.1 概括地回答了这些常见的问题。

◆ 慢性头晕的表现形式

慢性头晕与平衡障碍患者常主述头晕，具体症状包括：轻微的旋转感、轻微的酒醉感、漂浮感、轻微的不平衡感或不稳感等。患者行走时向一边或两边偏斜，或像踩在床垫或棉垫上的感觉，需要握住扶手或家具才觉得平稳。这些症状通常是持续存在，但可能会时轻时重。仔细了解患者发病初期的情况，甚至包括既往史，非常重要。可能有以下三种情况：病初有过一次或数次旋转性眩晕，进展性的平衡障碍，或两者均没有过。

表 6.1　对慢性头晕的分析

方　法	思考内容
尽量确诊一些综合征	代偿不完全的前庭病变 视觉性眩晕 驾驶者定向异常综合征 心理障碍性疾病 慢性偏头痛性眩晕 晚期梅尼埃病 双侧前庭功能衰退 神经系统疾病
回顾性诊断	是否以 BPPV、前庭神经炎、复发性眩晕（如偏头痛性、梅尼埃病）或脑干卒中起病 病初的症状是否还存在，医师面对的是否仅仅是慢性头晕症状
多因素分析	是否有其他因素阻碍前庭功能的代偿作用 波动性的前庭疾病：反复发作的眩晕 视觉障碍：斜视、白内障手术 本体觉障碍：周围神经病（糖尿病性、酒精性） 神经系统疾病：脑白质缺血性疾病 骨关节问题和缺乏运动 缺乏自信，例如害怕跌倒及其他心理障碍 年龄因素
差异性治疗	发作性眩晕的特异性治疗： BPPV：手法复位 偏头痛性眩晕：偏头痛预防 梅尼埃病：低盐饮食、倍他司丁 康复治疗（包括健康教育）：用于所有患者 治疗潜在的合并症：如骨关节病、抑郁症和糖尿病，尽量不使用前庭抑制剂或镇静剂（如能做到，则尽可能停药或减量）

续表

方　法	思考内容
确定“慢性头晕”不是步态问题（参见表6.2）	需明确是头部还是腿部问题 给予步态、姿势、Romberg征、眼动状况和常规神经系统检查 小脑疾病：眼动异常、步态/肢体共济失调 帕金森病：静止性震颤、肌张力增高、运动异常 锥体束损害：腱反射亢进、巴氏征阳性 外周神经病：远端肢体无力和感觉障碍 额叶疾病/脑积水：迈步困难、步态失用或迟缓

有眩晕既往史的病人

患者在病前的数月或数年有过一次或数次眩晕发作史。通过仔细的病史询问，医师可以发现BPPV、前庭神经炎或其他本书中讨论过的疾病。这类患者往往因过分强调持续的头晕而否定曾经发生过的眩晕。如果患者反复眩晕发作（如BPPV、梅尼埃病、偏头痛性眩晕或良性复发性眩晕），则易将反复眩晕的急性发作与慢性头晕相区别，前者能促进后者的发生。

虽然没有公开的具体数据，但这类患者在专科门诊中确实极为常见。一位以前庭神经炎为首发症状的患者可能会这样描述他的病情：10个月前他得了流感，随后的一周内出现严重眩晕、恶心和平衡障碍。他分别看过全科、耳鼻喉科和神经科医师，并被告知患有内耳病毒感染，症状会很快缓解，2~3月内就能恢复正常或基本正常。确实大多数前庭神经炎患者在几月内就可以完全康复，但少数患者却并没有康复。遗憾的是由于人群中的急性或复发性眩晕很常见，尽管只有其中一小部分患者会迁延为慢性眩晕，但这“小部分”的绝对人数还是相当可观的。

为什么有些患者在一次或几次眩晕发作后不能彻底康复呢？究竟是什么原因造成的呢？我们认为慢性头晕是前庭功能代偿不全的结果。确定影响每位患者前庭功能代偿的具体原因是很难的，部分病因有时可能是显而易见的，例如相关的视觉问题、外周（本体感觉）或中枢神经系统疾病、运动量减少或高龄。由于有些病因常常是并不明显的，当患者存在焦虑或抑郁状况时，医师往往习惯于将慢性眩晕归结于心理性疾病。急性眩晕后出现慢性头晕的准确机制目前并不很明确，但病因与治疗方法的多样性是明确的。

现介绍引起慢性眩晕的几种综合征如下。虽然对这些综合征的理解现时还存在一些争议，但熟悉这些疾病将使你在临床工作中受益匪浅。

◆ 视觉性眩晕

有些慢性头晕患者诉说，他们的症状会在一些让人“眼花缭乱”的环境中加重。这类综合征有很多不同的名称，如，视觉性眩晕、视觉－前庭匹配失误、活动与空间适应不良等。常见的诱发因素包括：走过超级市场的货架格（有时称为超级市场综合征），看着体积较大物体的移动（如漂浮的云团、移动的人群、移动的汽车、被拉动的窗帘、银幕上的汽车追逐场景等），或在堆放着一排排罐子的货架旁走过，等等。还有些患者，甚至因为眼球运动、阅读书籍、荧光灯光均可被诱发头晕。

上述场景，要么是视觉信息过多（如超市货架提供的视动性信号刺激），要么是视觉与前庭本体觉所提供“自身在运动”间的信息不一致。例如，当体积较大的物体在视野中运动时，视觉信息判断为人体自身在移动，而前庭系统却并未感知到人体的移动（见第一章里有关视觉前庭冲突内容）。另一方面，前庭疾病患者更易受到视觉信息的影响，这也是前庭代偿过程中所发生的部分感觉替代的基础。研究表明，视觉性眩晕的患者存在“视觉依赖”，也就是说视觉在平衡维持和空间定向中起到的主导地位。有些特殊前庭疾病患者为什么会发展成为视觉依赖和视觉性眩晕的原因还不是很清楚，但逐渐暴露于视动性刺激和冲突性视觉－前庭信息的康复训练，确实有助于患者的症状改善（见第八章）。

◆ 驾驶者定向异常综合征

对慢性头晕患者来说（特别是在机动车道上）开车会使他们感到不适，偶尔还会诉说感到车子向一侧倾斜或偏向一侧，这种感觉往往会迫使患者在看医师之前去修理汽车甚至更换坐车。驾驶定向异常综合征的机制至少部分与视觉有关，因为患者会在一些特殊视觉区域（例如山顶上）或一些视觉繁忙的情况下（如超车或被超车时）发病。驾驶员定向异常综合征与视觉性眩晕同时发病的患者并非罕见。

弯道驾驶也可造成空间定向失常，这主要与前庭调节功能有关。驾车转弯与走路转弯是不同的。前者曲率半径较大，相当于离心运动，在这种情况下的刺激（侧向直线加速）作用于病损的耳石系统，结果可能造成眩晕或平衡障碍。此外，不协调的视觉刺激和非生理姿势以及震动的坐垫所引起的本体觉异常，均可造成头晕感。心理因素也可能是致病因素之一，经常表现为恐惧和回避。事实上，对于那些没有前庭疾病史以及前庭检查正常的患者，心理疾病可能是其唯一的致病机制，这类患者的恐惧发作更为多见，而驾驶汽车时的偏斜感则较少见。

对那些以倾斜感为主并有前庭疾病史或前庭检查异常而没有惊恐发作史的患者，以前庭康复为主并增加视觉 - 前庭信息冲突的训练。对那些以惊恐为主而没有倾斜感和前庭病史的患者，以心理治疗为主，常需联合应用药物（如 SSRI，抗焦虑药）和认知 - 行为疗法。

◆ 心理障碍性表现

前庭疾病中的精神症状发生率较高。在眩晕急性期患者的焦虑程度很高，他们经常认为自己患了脑卒中或心脏病。前庭 - 自主神经系统投射和前庭 - 边缘系统投射均可能在其中发挥部分作用。

心理机制在眩晕的非急性期所扮演的角色还不明确。在前庭疾病的慢性期，30% ~40%的患者有焦虑和抑郁症状，有时甚至是主要症状。在德国，常使用“体位恐惧性眩晕”（phobic postural vertigo）描述那些有短暂不稳感但全面平衡功能检查却正常的患者。患者可能否认有心理障碍，但事实上他们严重的焦虑症或强迫性人格表现得很突出。具有自主神经症状、恐惧性思维和回避行为等惊恐发作患者，有时会就诊于头晕专科门诊。

心理障碍中的20% ~30%患者合并有前庭发作（如BPPV、偏头痛性眩晕或前庭神经炎）。另外，视觉性眩晕和驾驶定向异常综合征的某些症状，与体位恐惧性眩晕和惊恐发作的症状互相重叠。

关于心理障碍性头晕，目前尚无统一的诊断和分级标准。事实上在这一节中所提到的一些症状很有可能就是不同疾病的共同反应模式。一个前庭病变或一种心理障碍，最终的临床结果可能相似。总而言之，前庭与心理机制之间的相互关系还不是很清楚，尽管不断的研究可能会改善这种状况，但问题是现在的患者无法等到那个时刻的到来，医师该如何帮助他们呢?

当然需要根据患者各自的临床特点去制定治疗方案。举两种情况：a. 由前庭神经元炎迁延而来的慢性视觉性眩晕，患者没有心理疾患史。b. 具有广泛焦虑或广场恐惧发作的患者，病史和检查排除了前庭疾患。毫无疑问，前者需接受针对前庭疾病的治疗，通常是前庭康复和视觉代偿性训练；而后者需接受精神科或认知-行为治疗。更多的是介乎两者之间的患者，则需要两种治疗的结合。理想的前庭治疗师应该具备心理咨询能力，可以处理患者中很常见的焦虑、抑郁或恐惧情绪。

◆ 慢性偏头痛性眩晕

和偏头痛一样，偏头痛性眩晕是发作性的而非持续性的眩晕，但也有一小部分患者由病初的发作性发展成为慢性。在慢性期，患者会感到时轻时重的晕船感并在头部活动时加重，有时会遭遇自发性或位置性眩晕的双重打击。典型的偏头痛可能并不存在，但应该挖掘相关病史，反复询问患者的早期病史有助于诊断。治疗方法是应用偏头痛的防治方案。

◆ 晚期梅尼埃病

梅尼埃病以发作性眩晕与耳蜗症状起病，发作间歇期症状可完全缓解。但随着病情进展出现永久性耳聋和耳鸣，病程后期有时会有慢性头晕和平衡障碍。发病10～15年后发作性眩晕消失，但头晕持续性存在，这是一侧或双侧迷路永久性损伤的结果。

有进展性平衡障碍史的病人

进展性平衡障碍患者常会抱怨有持续性的头晕，进一步问诊可能发现症状仅局限于站立和走路之时，而坐位或卧位可无此症状。进展性平衡障碍多由神经系统疾病引起，偶尔可能是双侧前庭功能障碍的结果并可能已被漏诊多年，应引起格外重视。本节讨论将由此开始。

◆ 双侧前庭功能丧失

双侧前庭功能重度损伤的症状是前庭－脊髓和前庭－视觉反射丧失的结果。双侧前庭功能障碍（BVF）并不罕见，但遗憾的是普通的神经科和耳鼻喉科医师都不了解此病。当医师遇到一位BVF患者却不熟悉此类疾病时，一般可有两种选择：提高自己相关的临床诊疗技巧；为患者进行相关的前庭功能检查或把患者转给相关专科。

病因学

BVF的病因繁多，最常见的是庆大霉素中毒、脑膜炎后遗病损、特发性病因和混合性病因，四种病因的发病率相近。有些病因较为明显，如脑膜炎后（患者通常有耳聋）和庆大霉素中毒（患者通常无耳聋），而有些病因却并不十分明显，如特发性 BVF。初步研究表明，部分特发性 BVF 可能是由耳的特异性自身免疫疾病所致。BVF 的混合病因包括全身或颅脑神经病变、小脑退行性变、自身免疫疾病、双侧梅尼埃病和重度双侧颅脑创伤等。

临床要点

不同病因所致的 BVF 其临床表现都较相似。患者会有不稳感和视振动性幻觉。视振动性幻觉是前庭 - 眼球反射消失的结果，患者会在身体或头部运动时出现视物模糊。需要注意的是许多患者可能只会抱怨视物模糊或闪烁，而不会提到只有在运动时才出现视物晃动感。因此，需要询问患者的视觉症状是否在坐车或快走时加重，或在运动停止后减轻(见视频 02. 01)，也可以直接询问患者“摇摇头并看着我，是否觉得我在不停地晃动?”。

在暗处行走时不稳感会有所加重，如夜间上厕所等。在暗处患者无法在崎岖不平的地面上行走，他们会使用拐杖或请别人搀扶。请记住，遇到振动幻觉时，一定要询问患者在夜间行走时的平衡情况，而遇到在夜间行走时不稳感加重者时，则一定要询问是否有振动幻觉。

在采集病史的过程中，应尽量明确患者可能的病因以及发展到晚期的过程。患者一般会主动叙述脑膜炎史或庆大霉素中毒史（尤其当合并有肾毒性损害时），有时也可能需要主动询问。目前，庆大霉素是主要的耳毒性药物，除非是对那些有基因缺陷的患者（即使最小的用量，也将会造成严重的耳蜗损害），通常情况下它几乎不会造成耳蜗损害。

询问患者听力减退及其时间进程。因为自身免疫性和炎症性疾病通常会损伤耳蜗，听力减退常起自一侧，然后发展到另一侧。脑膜炎后和耳毒性药物性 BVF 患者，常在这一次事件后就会发生听力减退。双侧梅尼埃病发展为 BVF 之前，常有漫长的耳鸣、反复发作的眩晕以及波动性进展的听力减退史。

特发性 BVF 一般有三种基本临床表现，即反复发作的阵发性短暂性振动幻觉、反复发作性眩晕和进行性平衡障碍，最后进入慢性期。这类患者没有听力障碍。

临床检查

需要强调的是，除非是那些急性前庭损伤如脑膜炎后或庆大霉素中毒，绝大多数 BVF 的诊断并不容易，需要在临床工作中格外小心。

BVF 患者异常的眼球运动是前庭 - 眼球反射（VOR）消失的结果（分别见第一章和第二章）。要求患者盯着医师的鼻子并左右摆动头部，会发现患者的眼球运动“中断”或者出现扫视性代偿（替代正常时平滑的慢相 VOR，见视频 02. 12）。在甩头试验中可见捕捉性的扫视眼动（视频 02. 14）。在矢状面上进行上述检查稍有难度，如操作得当，也能发现垂直方向的捕捉性扫视。除非 BVF 出现在小脑变性疾病中，否则跟踪和扫视等眼动通常无异常。

正如在第二章（图 2. 3）中所讨论的，BVF 患者的动态视敏度严重受损，对比患者静态和动态视敏度时可出现两线以上的偏差（视敏度在头部静止时为 6/6，头部摆动时为 6/36）。检查时应由医师以 1 ~2Hz 频率摇动患者头部，不能让患者自己摇头，因为患者会为了看清楚而停止或调整其摆动频率，从而造成假阴性结果。

在急性损伤期，由于前庭 - 脊髓功能受损可造成中度或重度平衡障碍（如耳毒性损害）。此后，由于前庭代偿、视觉代偿以及本体感觉的代偿，平衡障碍可获得逐渐好转。在慢性期，代偿的结果是传统的 Romberg 检查阴性，而踵趾 Romberg 检查（一只脚的足趾对着另一只脚的足后跟并呈直线）和单脚站立的 Romberg 试验可能呈阳性。让患者闭目并站在塑料泡沫上或枕头上以减小本体感觉的传入，BVF 患者通常是无法完成的。直线行走试验睁眼时可能基本正常，闭目时却出现相当的困难。

实验室检查

为了确诊 BVF，正式的前庭功能检查（冷热试验或旋转试验）是必要的，可以给出前庭功能丧失的定量结果。事实上，前面所提到的临床检查项目只有 VOR 受损超过 70% ~80% 时才有阳性结果。影像学检查通常是无意义的。应该为患者做血常规、梅毒血清学以及自身免疫功能筛查，但结果往往正常。

鉴别诊断

由于很多疾病都有平衡失调和振动幻觉，因而 BVF 需和多种疾病进行鉴别诊断（见表 2.4、6.2、7.2）。如果幻觉出现在运动之中，平衡障碍在夜间加重，那就可以排除很多疾病。眼动检查很重要，可以排除中枢自发性或位置性眼震（如垂直向下的眼震）。但更重要的是进行玩偶试验和甩头试验，以证实 VOR 的消失。

治疗

前庭康复是主要的治疗方法。实际上在 BVF 被确诊之前，多数患者已经在日常活动中自发地进行了部分康复训练，但还应该进行系统的平衡康复治疗数年，使患者的平衡障碍与振动幻觉依然可以不断地得到改善。告知患者应避免的一些危险活动，如站在悬崖边、火车站台边和潜水等。在少数情况下，需要治疗原发疾病（如自身免疫性疾病）。特发性 BVF 用激素治疗的证据尚不足。

◆ 神经源性进展性平衡障碍

这些疾病将会在第七章中着重讨论。不过本章也会做简明介绍，因为有时仅靠病史很难区分继发于发作性眩晕的慢性头晕和真正的神经性步态异常。

患者通常会把问题归结于脑部异常，他们把头晕描述为酒醉感，但不同于真正的酒醉，因为周围的人并未发现患者有平衡障碍。与此不同，当患者描述平衡障碍源于步态异常时，其症状也常会被周围的人发现，与继发于前庭代偿不良的慢性头晕相比，神经系统病变造成的平衡障碍会真的发生摔倒或近乎摔倒。对多数患者而言其步态不稳呈进展性。

病史对于平衡障碍的病因诊断是很重要的，特别是对步态异常的患者。表 6.2 提供了一些有助于医师选择的检查方案。注意 MRI 不能替代神经科查体。治疗将在第七章中简述。

表 6.2　慢性平衡障碍的症状和检查方法

相关症状	疑似诊断	检查方案
头部运动时有否振动性幻觉	双侧前庭功能障碍	甩头试验 冷热试验
有否持续性振动性幻觉	垂直向下的眼球震颤	头部 MRI
有否记忆障碍、尿急	脑积水 脑部小血管病变	头部 CT 或 MRI 头部 CT 或 MRI
有否手麻木、笨拙或下肢肌张力增高	脊髓型颈椎病	颈部 MRI
运动不协调、构音障碍	小脑性共济失调	头部 MRI、神经科会诊
有否肢体远端麻木、无力	周围神经病	EMG、实验室检查
有否运动迟缓、震颤	帕金森病	神经科会诊

MRI：核磁共振成像　　CT：计算机断层成像　　EMG：肌电图

无眩晕和平衡障碍史的病人

有些患者只是感到头昏和慢性头晕，并没有明显的眩晕和平衡障碍病史。对这些患者，仅仅考虑某一器官或系统的疾病是不够的，需要全面的临床检查。如果病史支持，还应包括直立性低血压的检查。

有时很难对这类患者做出诊断，需要做大量检查，例如做血液检查排除一些大内科疾病，如贫血、甲状腺功能减退、糖尿病或低血糖、其他内分泌疾病，必要时还需要进行脑部影像学和前庭功能检查。对没有特异性病史且各项检查均阴性的患者，如果他具有神经症人格，通常会被诊断为心理障碍性头晕，这可能正确也可能是错误的。在询问病史时，应该注意患者有无过度通气和焦虑发作以及有无过度通气的证据，如口周感觉异常。作者认为主动过度通气试验并不十分可靠，因为正常人也会因为过度通气而出现头晕和不稳感。只有当患者平时发作时的感受在检查过程中被重复出来后，检查结果才有意义。有时做血气分析检查和听取呼吸科医师的意见也是必要的。

慢性头晕患者的治疗

慢性头晕的多数治疗方法将在第八章中介绍，本章仅对与慢性头晕特别有关的事项综述如下。

病因治疗

如果慢性头晕/眩晕的病因明确，如 BPPV、偏头痛或梅尼埃病，则需要按第三章到第五章介绍的方案进行治疗。病因治疗十分重要，因为在每次眩晕发作后患者的慢性症状就有加重的趋势。不要主观臆断患者在慢性期不会发生上述疾病。以 BPPV 为例，经过数月或数年的发作，其形式已经复杂化，患者已经学会如何去避免诱发症状的头部位置。任何时候都要询问是否有发作性的眩晕，即使患者否认，但仍有可疑时也还需做相关的检查。

对症治疗

眩晕和恶心是可以被药物控制的，特别是对急性发作者。需要询问患者正在使用的药物。前庭抑制剂和镇静剂不宜长期使用，因为它们会阻碍前庭代偿。这些药物仅在眩晕急性发作时使用并应在症状好转时停药。需要向患者解释前庭代偿的作用，更需要患者明白要想前庭代偿发挥作用，他就必须承受一定程度的眩晕。某种程度的眩晕感提示前庭代偿的开始，没有眩晕就没有前庭代偿。

有时患者很难断药，尤其是服用较长时间后，此时也只能在完全停药前先开始康复治疗。

健康教育

安慰、提供咨询和信息是十分重要的（见第八章）。须向病人解释前庭代偿的作用及其过程，需要说明由于各种原因可能不能获得完全代偿。提供相应的网站信息和科普小册子，解释康复治疗的必要性，尽量帮助患者主动投身于由其本人所设计的康复程序中。

康复治疗

对于慢性期疾病而言，康复治疗是最重要的。康复治疗程序的复杂程度决定于两个因素：

a. 患者是否接受过康复治疗，如果是，那么达到了哪种程度。

b. 医师及其团队能够提供何种程度的服务。

在实际工作中，一种极端是，对头晕时就吃止晕药的长期卧床患者，医师仅仅做些简单的解释和鼓励其活动，并告诉患者需要逐渐撤药；另一种极端是，有些患者参加过传统的前庭康复治疗，但却产生了视觉性眩晕！这时，需要给予患者包括视觉技术在内的有针对性的前庭康复治疗。大多数慢性头晕患者接受的治疗避免了这两种极端。前庭康复治疗将在第八章中叙述。

第八章所谈及的心理咨询对慢性头晕患者十分重要，很多患者有心理并发症。区分究竟是器质性的还是功能性的、原发性还是继发性的概念，曾长期根深蒂固地存在于医疗界；现在的医疗模式已经模糊了这种界限。对慢性头晕患者来说，努力去区分这些已无太大意义。如很多患者愿意参加认知－行为疗法或其他心理治疗，有些患者特别是在康复治疗的开始阶段就需要给予抗抑郁药物治疗。虽然还没有明确的证据，但普遍认为抗抑郁药不会影响前庭代偿和康复。

◆ 诊断困难时该怎么办

- 不要遗漏原发的神经系统疾病，适当地请神经科会诊总比漏诊好。
- 做位置试验，即使病史不太支持 BPPV，或许会发现 BPPV 或垂直向下的眼震。
- 要警惕双侧前庭功能减退的可能。询问患者头动时有无振动幻觉，可做甩头试验和 VOR 阅读试验。
- 注意可能存在的心理疾病，如抑郁、焦虑等，它们可能是病因或是加重症状的因素。
- 如果患者既往有过眩晕发作，即使目前的诊断不明，多数患者也能受益于前庭康复治疗。

第七章 老年人的头晕/眩晕、平衡障碍和跌倒

◆ 绪论

头晕/眩晕在老年人群中比较普遍，通常被看作是一种与年龄相关的正常现象而容易被忽视。另外，颈椎病和动脉粥样硬化通常被认为是当然的罪魁祸首，甚至连系统的病史采集和体格检查都不进行。其实，老年患者与青年患者一样，首要的诊断目标都是寻找病因，从而进行对因治疗（见表7.1）。然而，许多老年患者的头晕/眩晕和平衡障碍的病因并不单一，可能是由多种疾病共同作用的结果。因此，对老年头晕/眩晕患者，诊断的首要任务是明确这些致病因素。现举例说明如下：

女性患者，78岁。"医师，我老是感觉头晕"（在神经耳科门诊，这类话几乎是最常见的开场白了）。患者反映，无论是站立还是行走，她都感觉到身体不稳，在黑暗中更为严重，而坐着或躺着时症状消失。发病2年来，症状逐渐加重，但从未出现过眩晕和恶心。饭后站立时常有头重脚轻感，甚至晕倒过2次。2型糖尿病史10年，高血压病史6年，9个月前曾接受右侧髋关节置换术。曾行冷热试验和颈部血管超声检查，结果均正常。CT扫描发现大脑半球白质内有多发的小缺血病灶，余无异常。

体格检查，包括位置试验，并未发现前庭损害的体征；Romberg试验发现患者站立不稳，闭眼后加重；直线行走试验轻度不稳，转

身时踉跄不稳；没有小脑损害体征，双侧踝反射消失，双足本体觉、触觉和痛觉严重受损。右侧髋关节疼痛，活动受限，屈曲不超过45°，伸展不能超过10°。在医院食堂用餐后测量患者的血压，仰卧位时为140/85mmHg，直立位时降到85/50mmHg，伴有晕倒感。

综上所述，该患者所谓的头晕有两种表现：一是平衡障碍，二是餐后的直立性低血压。众所周知，平衡障碍可由多种因素引起，其中糖尿病周围神经病变是其主要因素，而皮层下缺血性损伤、髋关节活动度降低及年龄等因素相对次要。餐后低血压在老年高血压患者中较为普遍，在该患者中，糖尿病性自主神经病变可能促使其更加严重。

下文将探讨引起老年人头晕/眩晕的致病原因。其中一些病因，如良性位置性眩晕和直立性低血压，如能通过特殊临床检查得到确诊就很容易获得有效的治疗。

表7.1　老年人头晕/眩晕的临床要点

病　因	主要特点
生理性老化	慢性平衡障碍（多为轻度）和头晕，常缘于年龄相关的前庭、视觉、躯体感觉和运动功能减退
药物源性头晕	可为永久性、波动性或阵发性头晕；药物的作用：镇静、前庭抑制、耳毒性、小脑毒性、直立性低血压、低血糖等
良性阵发性位置性眩晕	短暂发作（<30秒）；常由翻身、起卧、仰头或低头等动作诱发；发作期数周到数月，间歇期数年；侧悬头位置试验可见朝向地面的旋转性眼震
直立性低血压	发作短暂的头晕，持续数秒到数分钟；直立位诱发，持续数秒到数分钟，坐位或卧位可缓解；直立位时收缩压下降≥20mmHg
血管性疾病	症状由病变的部位决定： 迷路TIA/梗死：眩晕伴随听力丧失 脑干TIA/梗死：眩晕伴随神经症状 广泛白质损伤：慢性平衡障碍和头晕

续表

病　因	主要特点
神经系统疾病	感觉系统和运动系统受累时可导致头晕和平衡障碍，例如：多发性神经病、脊髓病、帕金森病、伴有垂直向下性眼震综合征的小脑疾病、脑积水等
心律失常	头晕持续数秒种，可能伴有心悸；可由心动过缓（心率 <40/秒）或心动过速（>170/秒）引起
骨科疾病	髋关节和膝关节疾病

TIA：短暂性脑缺血发作

◆ 生理性老化对平衡的影响

众所周知，平衡的维持不仅依赖于外周感觉传入（主要是本体觉、视觉和前庭觉）及其在中枢的整合，还与运动控制以及认知等神经系统的其他功能相关。早已证实，老年人的外周感觉传入和中枢信息整合功能的各个环节都有减退。除了感受器敏感性降低以及周围和中枢神经功能的减退之外，老年人还可能有非神经系统的病因，如血管和骨关节因素等。

在临床实践中，对老年患者的检查结果，其“正常”的标准必须作相应的调整。三个经常遇到的例子是，踝反射消失、振动觉减退和眼球跟踪运动减弱。前两个体征说明传递本体觉信号和完成牵张反射的粗大神经纤维的神经功能缺失，而第三个症状则提示小脑中线结构功能的减退。具有以下三个意义：

a. 老年人的诊断标准必须进行相应的调整。例如，与年轻人不同，孤立的的眼球追踪功能异常并不能说明有中枢性前庭病变。

b. 即使此时尚未见到疾病的临床表现，一些所谓“与老龄相关的正常临床表现”提示老年人已有平衡生理机能上的减退。

c. 倘若合并了影响平衡功能的其他疾病，如周围性前庭病变会使症状显得更重，恢复过程（如前庭代偿）、特别是依赖于其他感觉替代的中枢性代偿的恢复过程将会显得更慢。

◆ 药源性头晕/眩晕

大多数定期服药的老年人，经常一次服用三种以上的药物。不必要的处方、忽视药物间相互作用和不重视老年人的药物代谢特点等，都会加重药物的副反应，使医源性疾病的可能性增大，其中头晕的出现率最高。一些药物效应，如镇静药物、显效缓慢的药物和药物性的神经递质失调都可能引起跌倒。据统计，苯二氮䓬类药、三环类抗抑郁药和5-HT再摄取抑制剂均可与跌倒有关。药源性症状可随药物血浆浓度的升降而波动，也可因持续性的药物血浆浓度升高而持续存在，还可因脏器损害的不可逆性而持续存在。因为不同头晕/眩晕的病因和发病机制不同（表7.2），有必要对各种类型的头晕/眩晕予以区分，详细机制可参见第4章内容。

表7.2　药源性头晕/眩晕的症状、体征及发病机制

症状/体征	发病机制	代表性药物
平衡障碍、困倦、注意力下降	镇　静	地西泮、阿普唑仑、苯巴比妥
平衡障碍、困倦、注意力下降	前庭抑制	氯苯苯海拉明、异丙嗪、地西泮
平衡障碍（暗处为著）；动头时的振动性幻觉；双侧VOR消失	耳毒性	庆大霉素、链霉素、顺铂
困倦、构音障碍、步态和肢体共济失调	小脑毒性	卡马西平、苯妥英钠、锂剂
体位性头晕、黑矇、晕厥	直立性低血压	硝酸甘油、呋塞米、普萘洛尔、卡托普利、阿米替林、左旋多巴

◆ 良性阵发性位置性眩晕（BPPV）

系指由快速变动头部位置所诱发的一种短暂的发作性眩晕。确诊需由 Hallpike 位置试验诱发出典型的眼震（视频 02.17、05.01）作为依据。当头部位置改变时，脱落的耳石颗粒或碎片进入到某一半规管内并干扰了内淋巴液的流动，从而导致 BPPV 的发生。耳石从耳石器上脱落，可能继发于创伤、迷路疾病和年龄相关的退化，因此，特发性 BPPV 的发病率随着年龄的增长而上升，而症状性 BPPV（较少见）则与年龄无关。根据调查发现，80 岁以上老年人 BPPV 的发病率可高达 10%。这个数据充分说明，对所有 60 岁以上的头晕患者应常规行 Hallpike 试验。作者发现有相当多的老年患者，无论怎么询问，他们都否认患有任何形式的位置性眩晕，但位置试验诱发出了典型的眩晕和眼震。

由于以下几个原因，老年人 BPPV 的治疗有时显得很困难。颈部活动度差的患者很难将头部充分旋转和下垂，不能配合医师进行 Epley 手法治疗（见图 5.3，视频 05.04）。此时可让患者躺在可以升降的检查床上，使头端向下倾斜 30°，这样就可避免颈椎的过度屈曲。此外也可采用 Semont 法治疗，患者不必转头（见图 5.4，视频 05.02），但对体弱和肥胖病人，可能因无法快速转动身体而不能配合治疗，此时，如果有另一个治疗师从身后扶住患者，操作就会容易得多了。合并认知功能障碍的患者，可能无法理解也不能进行家中的自我康复训练（见图 5.5），对这类患者，要确保操作手法的正确无误。

◆ 直立性低血压

有 5% ~30% 的老年人受到直立性低血压的困扰。其危险因素包括：高血压、充血性心力衰竭、脱水、服用某些药物，如抗高血压药、利尿剂、三环类抗抑郁药和抗帕金森药等。

根据定义，直立性低血压要求直立时的收缩压下降至少 20mmHg 或舒张压下降至少 10mmHg。但实际上，测量直立位血压时会出现很多假阳性和假阴性结果，至少 50% 的老年性直立性低血压者没有直立性症状而无需治疗（假阳性）。另一方面，测血压如果是随机的而非症状发生时（如早晨、进食后或透析后），那么一些症状性的直立性低血压就很可能被遗漏（假阴性）。因此，确诊直立性低血压应具备两项证据，即，相应的病史和在适宜时间的血压值的阳性结果。对于疑似病例，反复测量血压是必要的。有关直立性低血压的治疗见第四章。

◆ 血管疾病

动脉粥样硬化在老年患者中很普遍，但血管病变引起老年人头晕/眩晕的机制值得认真考虑。“血管性眩晕”不是一个疾病实体，更像包括各种不同综合征在内的一组疾病，它们的病变部位、病理生理过程和临床表现都不尽相同。

迷路短暂性缺血发作或梗死

这类疾病的典型表现为突发的眩晕以及听力明显下降。体格检查可发现急性单侧迷路功能障碍的体征：朝向健侧的自发性水平 - 旋转性眼震，向患侧的甩头试验结果异常，Romberg 试验向患侧倾倒，患侧耳聋。只有孤立性前庭症状而不累及耳蜗的情况只在理论上有可能，实际临床中极少见（见图 1.5）。

第八脑神经入脑干区域的梗死

其表现与前庭神经炎类似，但很少见。下列情况支持诊断：老龄、有血管病危险因素、突发、合并有眼球扫视性的跟踪运动、霍纳氏征阳性、面神经麻痹或同侧肢体共济失调。

脑干或小脑短暂性缺血发作或梗死引起的眩晕

急性血管性眩晕一般是由小脑前、后动脉缺血所致，也可由脑干、特别是桥脑与延髓交界部位的局限性病变所引起。此处与眩晕相关的关键结构有前庭核以及对同侧前庭核功能起抑制作用的前庭小脑。

皮质短暂性缺血发作或梗死

在血管性眩晕中很少见。只有当病变累及岛叶后部及颞叶、顶叶交界的前庭皮质核心区域时，才会发病。

桥脑的小血管病变

散在的桥脑血管病变最近被确认是慢性平衡障碍相当常见的病因。在桥脑，来自皮质运动区的纤维通过桥脑核的投射到小脑。因此，桥脑的小血管病变可导致供血区域斑片状缺血性脱髓鞘改变，并可在 MRI 经 T2 加权的影像中观察到相应的病变（见图 7.1）。

大脑白质的小血管病变

侧脑室周围多发性病变损伤了脑皮层下肢区与丘脑、基底核、小脑、脊髓间的感觉和运动神经纤维联系，而引起平衡障碍（见视频 07.01、07.02）。重症患者还可出现帕金森病样步态、尿便失禁和皮层下痴呆。此类患者通常有长期高血压和糖尿病史，体检可发现偏瘫、肌张力增高或跖屈反射等局灶性体征。MRI 经 T2 加权的影像可显示：基

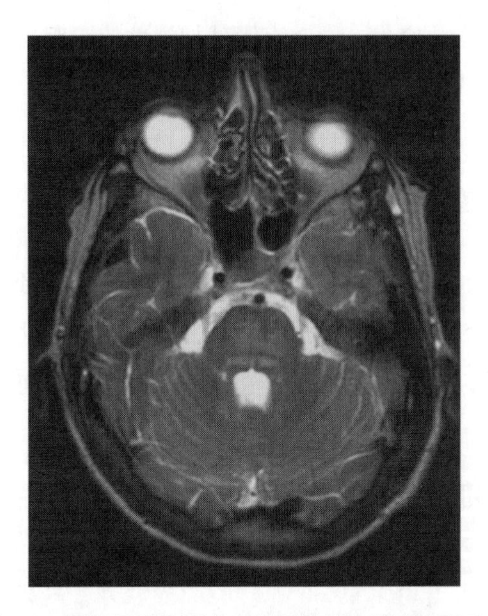

图 7.1　慢性平衡障碍患者的桥脑缺血性脱髓鞘改变

底节和白质内血管周围间隙扩大、多发性腔隙性梗死、斑片状白质缺血性脱髓鞘病灶（图 7.2）。

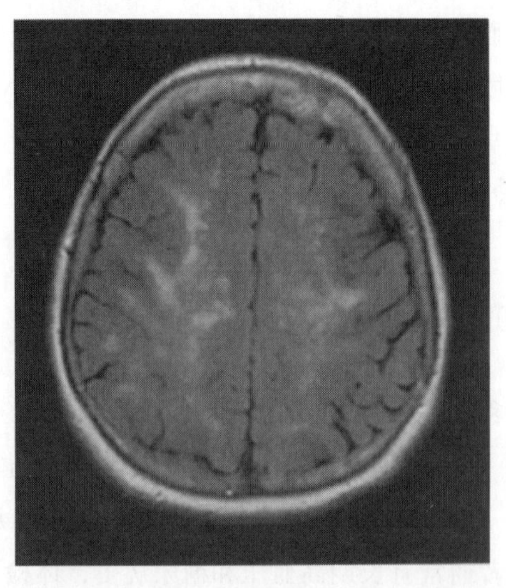

图 7.2　皮质下小血管病变时 MRI 的 T2 加权影像

当出现这些症状时，表明脑部已受到长期不可逆的缺血性损伤，因此治疗方法有限。阿司匹林和氯吡格雷等抗血小板药虽已被广泛使用，但并没有确切的证据显示它们能减缓脑小血管病的进展。高血压和糖尿病患者应严格控制血压和血糖。理疗加步态和平衡能力的训练可能会使残存的功能得到改善。另外，患者往往需要助行器的帮助。

多发性脑梗死

反复的心脏栓塞或严重的动脉粥样硬化均可引起脑梗死，当梗死累及丘脑背外侧部、旁中央小叶运动区、基底节、小脑以及这些结构间的联络纤维时，就会导致慢性平衡障碍以及由此而引发相关的轻瘫、感觉障碍、失语和痴呆等。

◆ 神经系统疾病

老年患者发生的进行性行走/站立不稳常可由非血管性神经系统疾病所引起，自周围神经至大脑的各个层面所发生的躯体运动或感觉障碍均可导致这些症状。常见的疾病有多发性神经病、脊髓病、小脑病变、帕金森病和脑积水等。

多发性周围神经病

常见的首发症状是足部麻木或麻刺感，也可表现为在暗处行走或站立时不稳，仅在体格检查中才发现远端肢体的感觉减退。周围神经病最敏感的体征通常是足趾和踝部的振动觉减退，而 Romberg 异常则可能更早出现。大多数周围神经病以感觉减退为首发症状，随之出现以足趾伸肌肌力减退开始的运动障碍。肌电图显示的感觉或运动神经波幅降低及传导速度减慢即可确诊。

70%患者可以明确病因，其中糖尿病和酒精滥用占到一半以上，其他病因包括遗传因素、维生素缺乏（如 B_1、B_6、B_{12}）、自身免疫疾病（血管炎、风湿性疾病、副蛋白血症、吉兰－巴雷综合征、慢性炎性多发性脱髓鞘疾病）、肾功能衰竭、慢性肝病、副肿瘤综合征（尤其是小细胞肺癌）、中毒（如有机溶剂和砷）以及药物性因素（如长春新碱、顺铂、他克林和苯妥英钠）。基本的实验室检查项目应包括：空腹血糖、糖化血红蛋白、肝肾功能、血常规、血沉、抗核抗体、免疫球蛋白电泳以及血浆维生素 B_{12} 水平等。对在数周内发展为周围神经病的亚急性患者，建议检查抗神经元抗体，以除外隐源性恶性肿瘤。一旦病因得到明确，针对性的治疗即可减轻病情或延缓病情进展。

脊髓病

急性脊髓病常以迟缓性下肢瘫和出现感觉障碍平面为其临床表现；慢性脊髓病的初期表现为进行性肢体肌张力增高，随后出现肌力和感觉减退。因此，患者多因步态不稳和腿部僵硬感就诊，对此类患者需进行系统的神经科检查，包括伸肌组病理征、腱反射、下肢张力和感觉是否异常。如果没有感觉障碍平面，病变的定位就会困难，可能需要同时行颈髓和胸髓 MRI 检查，如果有手部受累表现（手部肌肉萎缩、手指感觉减退），则明显提示颈髓病变。

脊髓病的常见病因有脊髓型颈椎病、肿瘤（脊髓髓膜瘤、低分化胶质瘤等）、进行性多发性硬化（常表现为单纯的脊髓病）等。目前，在造成老年人头晕和平衡障碍的脊髓病中，脊髓型颈椎病首当其冲，有时至少是导致平衡障碍的多种因素之一。典型病例多为 70 岁以上患者，表现步态不稳、手部麻木和运动不灵活，MRI 检查见椎管狭窄多位于 C5/C6 水平，受压脊髓经 T2 加权扫描常可见高信号，提示该处出现不可逆的继发性缺血损伤。遗憾的是目前还缺乏有效的方法来治疗这类疾病。

回顾性的研究发现，接受保守治疗的患者在数年内病情稳定，有些病情一旦恶化，进展的速度较快。进展较快和受压部位仅限于一个椎间盘范围内（即使多部位病变，手术也无难度。译者注）的病例，应该手术治疗。

小脑疾病

小脑疾病的症状可分为三组：小脑半球病变，表现为四肢共济失调和轮替动作障碍；中线结构（蚓部）病变，表现为躯干共济失调、步态不稳；小脑尾端（绒球和旁绒球）病变，表现为眼球运动障碍，如，扫视性的跟踪运动、凝视诱发的眼球震颤、VOR 抑制异常、垂直向下的眼球震颤等（视频 02.22～24）。由于疾病多侵犯小脑的多个部位，所以患者的症状多样。慢性小脑疾病造成进行性的行走/站立不稳（急性小脑病变参见有关章节）。

鉴别诊断应包括：遗传性变性疾病、散发性变性疾病（例如小脑型多系统萎缩症）、Arnold－Chiari 畸形、多发性硬化、血管母细胞瘤及脑膜瘤、酒精滥用、甲状腺功能低下、副肿瘤性小脑变性（在数周内迅速进展）等。

核磁共振成像是检查小脑病变和萎缩的重要手段，同时可以查出其他相关的病变，如多系统萎缩的脑干变性、多发性硬化的脑室周围脱髓鞘病变等。大规模的遗传学检查可对多达 20 种常染色体显性遗传的脊髓和小脑变性疾病进行鉴定，这种检查仅在需要对患者亲属或子女进行患病危险性评估时才采用。

药物治疗小脑变性疾病收效甚微，物理治疗对共济失调疗效也很有限，但仍可作为支持治疗的手段而采用。

向下的垂直性眼球震颤综合征在慢性头晕或行走/站立不稳症的鉴别诊断中是一项很容易漏查的内容，需特别关注（视频 07.03～07.05）。患者常诉轻微的不稳感，有时出现垂直性振动幻视。向下的垂直性眼球震颤需仔细检查，有时需要借助眼底镜检查（观察眼底时看到眼球向上震颤）。侧方凝视时垂直向下的眼球震颤增强，有时与水平凝视诱发的眼球震颤混合并形成斜向性眼震。扫视性跟踪和 VOR 抑制障碍常伴随存在，Romberg 试验显示患者倾向于向后摇晃。其他小脑相关体征较少见（视频 07. 05）。

普遍认为向下的垂直性眼球震颤起源于前半规管的眼球 - 前庭反射的去抑制。生理状态下，小脑尾部对来自前半规管的抑制作用远大于相拮抗的后半规管。凭经验而言，在垂直向下眼球震颤的病因中，Arnold - Chiari 畸形、小脑变性、特发性和混合因素各占 1/4。

总体来说，治疗效果常不尽如人意，但 4 - 氨基吡啶、氯硝西泮、巴氯芬和二甲金刚胺等可改善部分患者的振动幻视。Arnold - Chiari 畸形患者，仅在脑干和小脑症状进行性加重时才考虑手术治疗。

帕金森病

早期帕金森病的诊断困难。单侧性静止性震颤这一特有症状，在一半以上的早期患者都不出现，甚至在整个病程中都不出现。患者可能抱怨头晕、动作不灵活、声音嘶哑、肢体僵直和肌肉疼痛。体格检查时，运动迟缓，表现为轮替动作笨拙或者原地 360°转身时步数超过 6 步。行走时单侧摆臂动作消失是另一个较早的体征，随后可出现特征性的碎步、缓慢步态和姿势障碍等症状（视频 07. 01 ~07. 02）。当患者一手做紧握拳动作，另侧手臂由检查者进行被动运动时，可显示肌强直的明显增高。服用左旋多巴 125mg 或 250mg 后（之前要服用多潘立酮预防呕吐）症状的改善，也可作为帕金森病的诊断标准之一。

一些帕金森综合征可以根据其他的症状和体征作出诊断。扫视变慢（见视频 02. 27）和早期出现的摔倒提示进行性核上性麻痹，直立性低血压和阴茎勃起功能障碍等自主神经症状提示多系统萎缩，痴呆合并急迫性尿失禁则是正压性脑积水和脑白质小血管疾病的典型表现。

尽量避免漏诊帕金森病，因为左旋多巴和多巴胺受体激动剂可使70%的症状得到减轻。

正压性脑积水

正压性脑积水这个名称实际上属于使用不当，因为脑室的扩大是脑脊液压力轻至中度升高的结果。临床上，这类老年患者表现为步态障碍、急迫性尿失禁和轻度痴呆的三联征（注意这些症状与脑白质小血管疾病非常相似）。步态异常是最早出现和最显著的症状，其特征是启动缓慢、动作不流畅，常伴有僵直、轻度宽基步态和转身时的平衡障碍。随着病情发展，步态障碍逐渐演化为碎步，甚至发生跌倒，最终导致行动能力的丧失。颅脑 CT 或 MRI 影像显示脑室扩大，脑室以外的脑脊液间隙正常，在头顶部甚至可显示缩小。另外，由于脑脊液的浸入，侧脑室前后角周围的白质内还可出现低密度影（CT）和高信号（MRI 经 T2 加权）。

腰椎穿刺放出 50ml 脑脊液后，步态障碍在 1 ~ 2 日内得到改善可作为确诊依据。步态是否改善，可以用去脑脊液前后行走一定距离（如 20 米）所需的时间和步数的变化来衡量。对疑似病例可行腰椎穿刺和置管持续引流脑脊液 3 天。持续进行脑室腹腔或腰椎管腹腔脑脊液分流治疗实为必须，并能改善步态、认知力和尿失禁。

◆ 跌倒恐惧感和谨慎步态

曾经跌倒过的前庭病变者都会引发对再次跌倒的恐惧感。有些老年患者从未发生过跌倒，看起来也无其他异常，也存在对跌倒的恐惧感。患者常表现出一种“谨慎步态”，即步幅变小、步速减慢，甚至双脚擦地行走，如同在“冰上行走”一样，双手不断寻找支撑物。请注意不要将这类患者全部归入纯粹的心理或功能性病变范畴，因为谨慎步态有时也预示着某种器质性疾病，即患者感受到异常的时间早于被别人发现的时间。

◆ 心律失常

心律失常是老年人头晕的常见原因，不仅因为心脏疾病在这个年龄段多发，还因为心律失常在脑血管自我调节功能受损时可迅速导致脑部血液灌注量降低。如果充血性心力衰竭合并存在，则头晕可能进一步加重。阵发性心律失常患者的典型症状为持续数秒的头重脚轻感发作，有时伴有心悸甚至会出现晕厥。更详尽的介绍可参见第四章。

◆ 骨科疾病

单一的骨科疾病并不足以解释复发性或慢性头晕，但是下肢关节和腰椎活动受限可加剧原有的平衡障碍，常见于髋关节疾病。关节术后，由于感觉神经传入的破坏，也可加剧平衡障碍。

“颈性眩晕”是长期困扰我们的一个谜团。这一领域的多数专家认为“颈部运动诱发的眩晕”实际上是由前庭疾病所致，故应对这类患者全部进行 Hallpike 试验（图 5.1）。另一种观点认为，原发性的前庭病变导致患者颈部继发性的僵硬，此为一种保护性反应，从而避免头颈部运动后头晕的加剧。联合应用对颈部和前庭的物理治疗可以打破这种恶性循环。

◆ 老年人的跌倒

工业化社会中由于老龄而跌倒的患者数量呈稳定的上升趋势，这将会成为重要的公共卫生问题。产生这种现象的原因有以下两点：第一，

表 7.3 对老年跌倒者的基本诊查

病史和体格检查需注意的易感因素	与年龄相关的平衡力减退 认知功能损害 视力减退 “脚和鞋”的问题 头晕和平衡障碍 精神药物的应用
晕倒或意识丧失应考虑：	
立位和卧位的 BP	直立性低血压
24 小时 ECG	心律失常
Hallpike 试验	BPPV
EEG	癫痫
血糖	低血糖
神经性的步态障碍应考虑： 系统地神经科检查、步态和眼动检查、脑/脊髓影像学检查	既往有无卒中史（如偏瘫）、脑白质缺血性疾病、脑积水、帕金森综合征、小脑疾病、颈髓病变、周围神经病变（如酒精性损害、糖尿病性损害）

BP：血压　ECG：心电图　EEG：脑电图　BPPV：良性阵发性位置性眩晕

在世界范围内，预期寿命在增加；第二，与跌倒有关的疾病的发病率和死亡率在老年人中较高。普通的跌倒对年轻人来讲并无大碍，但对患有骨质疏松症的老年人来讲，可能造成骨折并被收住入院治疗，进而增加包括死亡在内的各种并发症的危险性。

为了能够更合理地处置老年跌倒问题，一般需要从三个方面去分析：跌倒的易感因素、导致跌倒的特定疾病、跌倒病因的伴随症状。在诊室内放置这些问题的提示单，将有助于医师们对这一多因素问题的综合诊治。（见表 7.4 ~ 7.6）

表 7.4　老年性跌倒的易感因素

与自然衰老相关的平衡功能减退
认知功能障碍
视力减退（看不见障碍物）
下肢的骨疾病
鞋子不合适
使用精神类药品或多药物联合用
头晕和不稳
久坐不活动

一般性易感因素

老年人跌倒的一个常见易感因素是自然衰老所致的平衡控制能力减退。平衡的维持依赖于各种感觉输入信息（主要是本体感觉、视觉和前庭觉）在中枢的整合并与相关的神经活动（如运动的控制和认知等过程）发生相互作用。大量的研究证明，老年人的上述各种外周感觉以及中枢功能由于衰老均发生了减退。另外，初级程序（如本体感觉传入信号的减少与姿势不稳）之间以及复杂程序（如姿势不稳、行走减慢与日常的摔倒）之间也都存在着相互影响。尽管如此，目前有些观点仍否认跌倒源于衰老，这就迫使医师一定要查明跌倒真正的致病因素和病理过程，唯有如此，治疗和预防才可能有效。

特异性的易感因素

认知功能　认知功能与跌倒密切相关。痴呆本身不会导致跌倒，但与痴呆相伴的两种情况却可引起跌倒。许多有关认知功能进行性损害的疾病，如血管性痴呆、低颅压脑积水、帕金森叠加综合征等，都会出现步态异常的表现，并可直接导致跌倒。即使对于像阿尔茨海默病这种很少累及运动功能的痴呆，由于记忆障碍、自知力缺乏和认知能力损害，当面对新环境或突发状况时，跌倒的风险也会显著增高。

精神药物　这类药物，特别是多药的联用，已被反复证明是老年人跌倒的重要原因。专科医师应该向患者和转诊医师了解情况，确认给患者使用的药确实都是必要的，如安眠药的使用。患者能否先通过改变生活方式来改善睡眠：减少白天打盹的时间，白天增加锻炼，晚间避免酒精和咖啡因的摄入等。

视力和环境　许多跌倒其实是绊倒——如果患者视力较差，他自然发现不了障碍物。即使患者视力很好，但如果房间的光线暗淡、地毯松动、桌子太矮、地板上散落着电线或散热片等，他仍然有可能跌倒，此时，需要陪人或专业人员的看护，家属应该检查患者的房间以保证没有障碍物。

腿和足部疾病　此类疾病，尤其是伴有疼痛的关节疾病，常成为跌倒的原因。因为患病，所以患者活动减少，进而导致废用性无力。另外，由于疼痛及活动受限，患者不能正常完成避免跌倒时的保护性姿势反射；医师应对此做出相应的问诊和检查。可以使用抗炎镇痛药，或者建议患者到骨科就诊。除了腿和足部本身，还应该注意检查患者的鞋袜，因为不合适的鞋也可能导致绊倒甚至骨折。太软的鞋特别是老年人喜欢穿的拖鞋，不能提供足够的支撑，所以尤其危险。

头晕/眩晕　在这方面，至少有三种病因与跌倒有关。前庭性眩晕，如 BPPV，能引起跌倒（比如当一个老人往晾衣杆上晾衣服时）；更常见的情况是晕厥前的头晕感或持续的不稳感，后者可见于感觉运动神经病（表 6.2、7.5）。这提醒医师要关注导致跌倒的两个重要因素：晕厥和步态异常。

表 7.5　导致跌倒的常见疾病

卒中后遗症（如偏瘫）
脑白质缺血性疾病（白质疏松）
脑积水
帕金森综合征
高级中枢病变（如额叶步态失用）
小脑疾病（如垂直向下的眼球震颤综合征）
脊髓型颈椎病
周围神经病

表 7.6　伴随症状对跌倒原因的启示

黑朦、头重脚轻、意识丧失	晕厥，可源于直立性低血压或神经调节异常（如，血管迷走神经性、排尿反射、咳嗽反射、颈动脉窦反射等的异常）
似曾相识感、上腹部异常感、局灶性肌阵挛、自动症等	癫痫
伸、屈颈时的短暂性眩晕	良性阵发性位置性眩晕
意识模糊、饥饿、行为异常	低血糖

意识丧失

采集病史时的关键问题之一是，患者跌倒时是否伴有意识丧失（LOC），这须从患者本人或目击者那里得到证实。明确了这个问题就等于完成了一半的诊断程序：如果有 LOC，则很可能是晕厥（心源性或神经源性）、癫痫或低血糖；如果没有 LOC，就很可能是平衡障碍或步态异常。然而，确定老年人是否存在 LOC，并没有想象中的那么容易。很多患者不能确定是否曾有 LOC，只是发现自己躺在地上；有时 LOC 很轻微（“我走了会儿神，就几秒钟”）；有时根本就记不得了。即使是认知正常的老人，也有 30% 的患者因逆行性遗忘而不能独立确定跌倒是否伴有 LOC。

晕厥

意识丧失（LOC）引起跌倒的诊断有时比较困难，可能的诊断有很多。医师至少要考虑到以下几个问题：是否晕厥（神经源性或心源性）？是否癫痫？是否代谢异常（如低血糖）？尽管 BPPV 并不引起 LOC，但鉴于前面提到的原因（许多患者记忆力明显减退），BPPV 和其他的阵发性前庭疾病也应该是被作为鉴别的内容。虽然从病史很容易判断低血糖，但仍应该监测血糖水平。

伴 LOC 的跌倒最常见原因是晕厥，它是指由突发的脑血流减少所引起的一种短暂意识丧失。在意识丧失和跌倒之前，患者往往感到头晕、视物模糊、耳鸣或耳胀塞感、发热或发冷感并伴有异常的出汗，旁观者会发现患者脸色苍白。心源性晕厥可能还会有心悸或胸痛。晕厥患者会经常有头晕或恍惚等“晕厥前”发作的症状（无意识丧失。——译者注）。晕厥是一个综合征，老年晕厥患者的常见原因有：直立性低血压（占 25%）、神经反射性晕厥（15%）、颈动脉窦综合征（30%）、心律失常（20%）。

直立性低血压　直立性低血压引起的头晕往往是一种头重脚轻感，患者清楚地意识到坐下或者躺下就能缓解症状。站起后即刻发生的跌倒常提示该病的可能。

神经反射性晕厥　神经发射性晕厥，正如其名称所述，由自主神经反射异常引发心动过缓和/或低血压性晕厥。三个主要的亚型是：颈动脉窦高敏性晕厥、血管迷走神经性晕厥和情景性晕厥（situational syncope，如咳嗽或排尿时）。血管迷走神经性晕厥患者的病史较长，患者知道坐下或躺下就能避免晕厥的发生；其发作有明确的诱因，如恐惧、情绪激动、晕血等；前驱症状持续较长，如长时间处在密闭的房间内，继而感到闷热和烦躁。相反，典型的颈动脉窦综合征性晕厥却发病突然且无法预知，通常与颈部受到机械刺激有关，如刮胡须、领带或衣领过紧、过度扭头等。需要注意的是，如果仅有支持颈动脉窦高敏状态的实验室依据而没有典型病史，也不能排除导致跌倒或晕厥的其它原因。

癫痫

癫痫也可能是跌倒的原因之一。癫痫的发病率呈双峰分布，儿童期是第一个高峰，老年期是第二个高峰，这是由于随着年龄的增长，导致癫痫的各种疾病的发病率将相应增高，尤其是脑血管病越来越多的发病；其他相关的疾病有肿瘤、头部创伤、硬膜下血肿等。短暂性脑缺血发作（TIA）表现为局部神经功能缺损，如偏瘫、偏身感觉障碍、复视和言语障碍等，但很少出现意识丧失。

老年人的癫痫多继发于脑组织损伤，因此部分性发作比原发性全面性发作更常见。单侧肢体发作的患者，有可能会被误诊为 TIA。需要指出的是，对意识丧失的癫痫患者的诊断，需要依靠目击者的可靠叙述，特别需要目击者观察到癫痫的刻板样发作过程。当再次发生不明原因的意识丧失后，出现持续性的意识障碍或头痛，提示有癫痫的可能。

任何有局灶性神经功能缺损的患者，或者明确为癫痫但不伴有局部体征的患者，都应行 CT 或 MRI 检查，为了判断癫痫的类型（如部分发作还是全面性发作），还需检查脑电图。癫痫的诊断主要依靠临床，脑电图正常不能否认癫痫的诊断，癫痫发作一旦确诊应给予治疗。在一些病例中，跟踪观察抗癫痫药物如丙戊酸钠的治疗效果是正确的。

跌倒发作

指患者肢体突然失张力和膝盖屈曲所致的一种跌倒，没有先兆和伴随症状以及后遗症。患者常可自行站起并继续行走。反复跌倒发作的患者，膝部会留有瘀斑或瘢痕。跌倒发作的确切机制、诊断标准和治疗措施尚无统一认识。脑干短暂性缺血发作引起跌倒的可能性较小，因为除了没有其他脑干症状外，大多数患者也没有血管病的危险因素。

“跌倒发作”这个概念往往给医师提供一个讳避问题的借口，而不是鼓励医师去认真研究患者跌倒的确切原因。医师问诊时应该注意询问是否有晕厥、前庭发作性疾病、脑干 TIA 等疾病的某些线索，查体时也要注意步态及平衡功能。

◆ 跌倒的原因查找

全面评估患者是必要的，因为即使跌倒的原因明确，如帕金森病，也可能还同时合并有其它疾病。应注意患者的用药情况，例如降糖药、降压药（直立性低血压?）以及精神类药物。

询问病史时，尽量确定患者摔倒时正在做什么（如行走、站立、抬头往上看）。尽量明确：（1）是否有意识丧失；（2）摔倒前的瞬间发生了什么，是否有：晕厥前兆、突然的站立、咳嗽、排尿、突然扭头、心悸、癫痫部分发作，被绊倒、“冻僵腿”（帕金森病或步态失用综合征）。（视频 07. 01、07. 02）

需要重点检查心血管系统和神经系统。也要进行常规的血液化验，了解有无低血糖等代谢异常。记住要检查患者的脚和鞋。

所有病例都应进行常规心电图、仰卧位和立位 3 分钟后的血压检查。对反复发作和不明原因的跌倒，需要考虑进行特殊检查，如长程心电与血压联合监测、倾斜试验及颈动脉窦按压试验。这些检查是患者最需要的，而不是请心脏专科会诊！因为他们通常只检查患者在仰卧位的情况。

神经系统检查应重点观察：患者睁、闭眼时的站立姿势，能否直线行走和转身，躯干被推拉时的反应（注意保护患者，见视频 07. 01），起坐时有无困难，活动时是否紧紧依赖上肢的帮助。除非因疼痛或骨科疾病而不能配合检查外，神经系统检查的任何异常都可能提示由神经系统疾病所致姿势和平衡障碍的潜在病因，应该由你或请神经科医师进行更详细而全面的神经系统检查。需要时还应进行脑电图（有否癫痫）

或者影像学检查（有否占位性病变、脑血管病、脑积水）。

◆ 跌倒患者的处理

通过病史和上面所述检查的介绍，我们应能了解了许多治疗措施，例如调整降糖药、降压药、催眠药的给药方案，安装心脏起搏器，应用抗癫痫药，手法复位治疗 BPPV。但还有许多患者的病因并没有明确，也可能是由多个因素共同作用的结果。

有证据表明，进行家庭评估可以帮助预防跌倒的发生。可靠的资料显示，增强下肢肌力的训练与平衡康复的训练同样有效。对患者个人而言这些都是正确的，但对群体而言并从公共卫生的角度出发，更应关注那些 70 岁以上且曾发生过 2 次以上跌倒的群体。要知道只有积极的干预才能更有效，单独的教育是不够的，因为老年人常会出现继发性“恐惧跌倒”综合征，会促使其更不愿意和不敢活动，从而形成恶性循环。对于该综合征尚无公认的治疗方法，但可以尝试认知－行为疗法和物理治疗的联合应用。

◆ 诊断困难时该怎么办

老年人头晕或跌倒的诊疗确具有挑战性。由于记忆力减退和其他多种原因，病史的采集经常就很麻烦。注意力和活动能力的下降使得体格检查较为费时。医师可能会发现很多异常，但最终还是无法明确诊断。面对这种情况，以下几点建议可能有指导作用。

多种病因的共同作用

几个不起眼的发现结合在一起就很有可能解释一个严重的平衡障碍；同样，患者也可能将几个无关的疾病拼凑起来，自认为那就是其

"头晕"的病因。所以诊断时不要过早地轻易下结论！例如，即使已找到平衡障碍的某些方面的原因，但继续进行 Hallpike 检查或者检测直立位的血压也是必要的。

检查躯体的感觉和运动功能

常规的神经耳科检查对平衡障碍的解决是不够的，需要全面的神经系统检查，以发现诸如周围神经病、早期帕金森病或小脑疾病等多种病变。

不要忽略精神问题

不要忽略老年人的情绪情感！平衡问题诱发的焦虑，可造成患者不愿运动，或不适应自身某些功能的减退，甚至引发更严重的焦虑并形成恶性循环。抑郁是另一种常见的严重问题，可引发躯体化症状，如持续性头晕、头痛和疲劳。

注意罕发于老年人的疾病

某些疾病不太可能在 70 岁以后初发，包括梅尼埃病、偏头痛性眩晕、自体免疫性内耳病和发作性共济失调等，但上述疾病可以在 70 岁之前初发并迁延至当前的年龄。

寻求老年康复专家的合作

这样做，可以帮助明确哪些功能障碍能够通过常规训练而得到改善。

第八章　眩晕和头晕患者的治疗

（伦敦大学国王学院理学博士、

理疗科医师 Marousa Pavlou 为本章共同作者）

眩晕或头晕患者的治疗包括四个方面：

- 特异性治疗，如良性阵发性位置性眩晕或偏头痛性眩晕等。
- 接受咨询并重塑信心。
- 康复治疗。
- 对眩晕伴发呕吐者的药物治疗。

上述四个方面同样重要（表 8.1）。然而，并非所有病人都需要这四个方面的逐项治疗。举例来说：良性阵发性位置性眩晕仅需要复位治疗；慢性眩晕患者常需要引导和鼓励而非药物治疗；偏头痛性眩晕患者如果没有发作症状，仅需抗头痛药物而并非康复治疗。对所有病人来说，治疗必须是个体化。

表 8.1　眩晕/头晕治疗的要点

特异性治疗	举例： BPPV 的手法治疗 偏头痛性眩晕的预防性治疗 庆大霉素治疗梅尼埃病 抗凝血药治疗 TIA 认知－行为学疗法治焦虑症
重塑信心，提供信息和咨询	缓解不必要的恐惧情绪，为患者提供方便可行的治疗平台

续表

前庭康复	慢性头晕和平衡障碍的治疗 训练项目包括： 头－眼协调(视前庭协调。——译者注) 平衡重建 步态训练 视觉脱敏 球类运动
急性眩晕伴恶心、呕吐的非特异治疗	举例：茶苯海明、氯吡嗪、异丙嗪
其它治疗	手术（例如顽固性 BPPV 和梅尼埃病） 应激处理 成立患者互助小组

BPPV：慢性阵发性位置性眩晕

TIA：短暂性缺血发作

◆ 咨询、辅导及信心重塑

眩晕是一种恐怖的经历，特别是第一次发作。大多数患者认为自己得了心脏病、脑卒中等威胁生命的重病，甚至不久于人世了。对诸如BPPV 或前庭神经炎等患者，需要医师告知此类疾病的良性过程并消除其疑虑。作者的经验是，画出半规管的示意图并简要地介绍其生理和病理过程，告知患者旋转感产生的原因。一些患者可能会因此而担心耳聋，此时的听力图检查有助于向患者证实其听力正常或发现的听力问题与眩晕无关（如老年性聋和中耳功能异常）。类似于上述的做法，一定会消除偏头痛性眩晕、BPPV 或前庭神经炎等常见病患者的疑虑，并树立其治愈疾病的信心。

急性眩晕患者同样需要了解前庭代偿过程的简要介绍。通常，当听到“一侧内耳的平衡器官遭受到损伤”时，患者都很想知道“损伤是否会永远无法治愈”。此时，医师应强调脑部代偿功能的重要性，同时也要向患者说明，休息特别是卧床不起的非必要性甚至危害性。为了更好地发挥前庭代偿作用，患者应该保持一定的活动，只有在超急性期才需要适当地限制活动。对一些过于认真的患者也应告知无需过量运动，因为运动过度导致的恶心或呕吐会使人精疲力竭，并可能导致生理运动和恶心之间的条件反射形成（如严重的晕船患者，一想到小船行驶在波涛汹涌海面上的情景时，就会马上感觉不适）。

长期头晕患者需要更多的解释和鼓励。许多患者数月甚至数年以来，在无数的医院和无数的专家之间来回奔波。往往基于正常的脑部影像检查结果，某些医师有时会对病人说“你没有什么毛病”“这病还没有好的治疗办法”或“根本没病，这都是心理作用的结果”。这些都不是恰当的方法，而且事实通常也并非如此。患者既往可能确实存在前庭器质性损害，却被常规前庭检查所遗漏，但久晕不愈却并非仅源于此，前庭代偿的失败或继发性的心理问题也扮演着重要的角色。事实证明，对一些即使是多年的慢性头晕症状，前庭康复治疗也是有效的。医师应该向患者解释前庭代偿的原理及康复治疗的作用，并说服患者接受治疗。眩晕/头晕患者中焦虑和抑郁的发病率很高，切不要因此而误以为头晕是患者的臆想甚至是装病。

在诊治眩晕/头晕的科室里，经常可以看到一些针对患者的宣传信息。许多类似的信息也可在网上获取，例如英国脑与脊髓基金会（www. bbsf. org. uk）、梅尼埃病学会（www. menieres. org. uk）、前庭疾病协会（www. vestibular. org）。除了提供真实的信息以外，宣传栏还可起到重建患者信心的作用，因为当他们看到了宣传栏里所描述的症状和解决方法，就如在漫长隧道里行走的人看到了出口的亮光一样。互助组也可起到相似的作用，因为患者可以相互交流体会，分享治病经验。在互联网时代，患者及家属可以通过网络获得当地有关眩晕/头晕、耳鸣、跌倒、偏头痛或应激处理的医疗信息。医师、治疗师或社会服务机构应当知道一些可为患者提供医疗帮助的当地慈善机构。

◆ 康复疗法

平衡障碍性疾病康复治疗的主要依据是“平衡的控制是多种感觉信息整合的结果”。康复疗法的目的是促进中枢神经系统（CNS）代偿受损的前庭功能。由于前庭代偿的神经结构广泛分布于神经系统，所以小脑、皮层、脊髓、脑干或感觉系统本身的病变会阻碍或延缓这种代偿过程。正如在第二章中所提到的那样，前庭代偿是 CNS 功能的可塑过程。在单侧外周前庭损伤后，CNS 可通过代偿作用纠正平衡不对称的感觉。单侧或双侧的前庭损伤患者还可通过其他感觉的代偿作用而改善平衡，对于后者而言尤其如此，即患者平衡的维持需更多地依赖于视觉和本体觉。这种代偿作用虽然可以带来益处，但同样也可带来一些问题（如视觉性眩晕）。

本节主要讨论前庭疾病康复治疗的总体原则和基本方法，概述头晕/眩晕患者康复治疗的大致程序。许多医师并不了解听力或心理治疗方面的康复知识、更没有获得应有的培训，从长远来看这种状况应当予以改善和改进。

康复评估

前庭病变患者进行康复训练前必须全面地进行相关评估（表 8.2）。医护人员应该清楚患者的病因，还需了解其目前的症状、功能障碍及其受限程度。另外，许多患者出现继发性损伤，如由于肌张力增高、应激和疲劳等导致的肌肉或骨骼损伤。继发性损伤不仅影响日常的运动功能，而且影响患者有效地参与康复训练。卧床、恐惧、焦虑或其它因素带来的活动减少均能延迟或损害代偿机制的充分建立。其它影响前庭代偿作用的因素见表 8.3。要识别和努力处理这些影响代偿作用的不利因素，如疼痛时可适当应用止痛药，颈部或髋部疼痛可请理疗师协助治疗，必要时还可接受心理咨询等。

表 8.2　康复评估的基本内容

功能性评估	基本程序：Romberg 征、tandem 式行走 特殊程序：起立－行走试验、步态的计时测试
症状评估	诱发因素：如头或视野变动 影响疗效的因素：如颈部疼痛
系统评估	肌肉与骨骼：韧性和活动度 神经与肌肉：力量和协调性 感觉：感觉系统及其“权重”

表 8.3　影响前庭病变临床康复的因素

年龄因素
中枢神经系统病变
周围性感觉神经疾病
视觉依赖
颈部或其他脊椎疾病
心理问题
视觉病变： 视力减退 光学结构异常（如白内障手术后） 斜视
活动障碍： 骨关节疾病（如髋关节炎） 过长时间的卧床不起或不宜运动的患者 心理问题或恐惧感
治疗措施： 外科手术 抗眩晕药 止痛药 麻醉

功能评估

功能评估与临床检查可部分地结合进行，如闭目难立征和踵趾步态检查。另外，还可观察患者完成一个动作序列所需要的时间，举例来说，“直立和行走”是快速筛查老年人平衡能力的方法，它有助于医师评估外周或中枢神经损伤患者的平衡功能。功能评估也可以用来评估疗效，但无法对某些感觉或运动病变的具体原因进行评估。

系统评估

系统评估意味着检查前庭病变患者时可能存在的运动、感觉、骨骼、肌肉方面的问题。本体觉、视觉和运动功能都可以通过常规的神经病学检查进行评估。然而，即使所有的感觉系统都正常，对于不同的个体来说，其控制平衡所依赖的感觉信息的类型和程度也各不相同。例如，“视觉依赖型”的患者在其视野内存在景象变化时就会发生眩晕（人头攒动、开车、逛超市、看场景的变换）。视觉依赖可以通过辅助检查来确定，但从一些简单的问题就足可明确视觉诱发因素（见后文）。

症状评估

确定原发的前庭症状及伴随的自主神经系统症状和心理问题。如果病人出现焦虑和过度通气，则需要额外的安慰鼓励和治疗。

确定诱发因素

明确眩晕/头晕的诱发因素（如体位或视觉）十分重要，因为它能直接指导治疗。一些常见的诱发因素及其检查方法将叙述如下，患者康复训练的方法（如脱敏治疗）将主要依赖于此。

- 眼球运动，应反复进行眼球的辐辏、跟踪和扫视运动检查。
- 头部运动，在水平、垂直和冠状面上分别摆动。
- 联合头眼运动（水平和垂直方向）：

  a. 凝视转移，快速头 - 眼运动是指双眼来回切换凝视眼前相距 90 ~ 180 度间的两个固定物体（如“从天花板上的灯到你的鞋”，反之亦然）。

b. 凝视稳定，在水平或垂直方向转动头部的同时要求双眼凝视眼前的一个静止物体，主要是 VOR 训练。

c. 凝视或视－前庭冲突，患者平举大拇指或双手持一书本至一臂之远处，等速同时转动其身体、头和臂膀，试图看清其拇指或书上内容，主要是 VOR 抑制训练。

- 体位诱发，如果是 BPPV，则应予以手法复位治疗（见第五章，图 5.3～5.5）。然而所有前庭病变患者，尤其是 BPPV 患者，由于担心眩晕发作而不愿完全平躺、弯腰或抬头往上看。医师应当询问并检查这些体位性诱发动作。
- 环境诱发：

a. 视觉诱发，一些简单的问题就能足够有助于视觉性眩晕的辨别。例如，当注视变幻的场景、攒动的人群、繁忙的交通、拉动的窗帘、飘动的云彩或树叶时，会出现眩晕的加重感。其中有些病人是“视觉依赖”，他们过度依赖视力来代偿前庭功能的不足。诚如以前所述的实例那样，视觉信号的不稳定或错乱会引发眩晕。

b. 本体觉或“地面”诱发，在不稳定的（如摇晃的木板）或具有一定柔软度的物体上（如，床垫、泡沫、橡胶）以及上下斜坡时，分别在睁、闭眼状态下进行平衡和步态的评估。

平衡障碍的康复疗法

前庭康复训练（视频 08.01～08.02）

训练包括了由简到繁的眼、头和姿势运动（表 8.4）。要求患者进行的训练动作可能会诱发眩晕。因为训练的目的是刺激前庭系统，所以患者应尽早停用前庭抑制剂，但在康复训练的早期为了控制症状，必要时可适当给药。

表 8.4 典型的前庭康复训练运动（视频 08.01 ~ 08.02）

头部训练（分别在睁眼和闭眼时进行）
低头、抬头
向两侧转头
头部侧斜（从一侧肩部向另一侧肩部运动）
凝视训练
眼球上下左右转动
头部运动凝视固定不动的视靶
头部运动凝视移动的视靶
位置训练（分别在睁眼和闭眼时进行）
坐位弯腰向前触摸地板
弯腰时头部转向一侧，而后转向另一侧
平卧位，整个人体由一侧转向另一侧
由卧位（仰卧、侧卧位）坐起
头部先转向一侧，而后再转向另一侧
姿势训练（睁、闭眼均需训练，闭眼时需加强对患者的保护）
双脚尽可能地靠拢和站立
单脚站立，脚跟对脚尖直线行走
在站立和行走情况下，分别重复头 - 眼运动
绕圈行走，绕支撑点转圈，上斜坡和楼梯，绕障碍物行走
在变化的地面及视觉环境中进行头眼固定和不固定的站立和行走
用手指触摸自己脚趾，或做弯腰扭腰等有氧运动

患者应该每天运动两次，每次 10 ~ 15 分钟。运动节奏十分重要。起初，病人应进行舒缓运动，避免诱发无法承受的眩晕和恶心。随着运动强度和速度的逐渐增加，运动诱发的眩晕将逐渐减少。培养乐观现实

的心态十分重要，要告知患者他们的症状在训练初期可能会有加重，病情好转的情况会参差不齐。临床试验显示，康复训练后70% ~80%患者的症状好转。尽管宣传栏和普通理疗宣称，采用一般通用的训练法效果良好，但选择个体化治疗方案的结果会更好。

感觉运动的康复训练

一些患者，特别是老年或中枢神经系统病变的患者，需要额外制定合适的姿势进行训练。病人应进行对身体重心控制的行为训练，包括：(1) 在一定的支撑下，如何移动自己的重心（踝关节或髋关节的运动）。(2) 重心移动时，如何相应地移动支撑物（步态训练）。

踝关节的协调运动训练 要求患者保持身体直立，髋关节和膝关节不弯曲，然后前后左右小幅度摇摆。如果病人站立不稳或恐惧，可以在双杠下、靠墙或站在面前摆有桌椅的拐角处附近进行练习。晃动髋关节或肩关节可以帮助恢复平衡，轻轻摇动踝关节也可以帮助恢复平衡。最后，要求患者进行一系列的动作训练，如取物、举物、扔物等，能帮助他们及早稳定姿势。

髋关节的协调运动训练 更大范围的摇摆，或站在狭长的条形物体上，进行踵趾步态或单腿站立，鼓励病人进行髋关节的协调运动训练。

行走的协调运动训练 尝试进行身体重心超出支撑范围外的行走是平衡训练的有效组成部分。起初可以在双杠下或靠墙进行，此时医护人员还可以外加对患者肩关节的推拉。

提高定向力和感知力

治疗的目标是：当定向信息的准确性和有效性出现变化时，患者仍然能够在各种复杂的静态或动态训练中保持平衡。平衡更多依赖于本体觉的患者，需要更多地在表面不太坚硬和平整的物体上（海绵、斜面、摇晃的木板）进行训练。平衡依赖视觉的患者，则需要更多地在视觉缺失（闭眼或遮住眼睛）或减少（降低光线亮度）的情况下进行训练；还可以使视觉效果模糊，如戴经用凡士林涂抹过的眼镜、棱镜，头部置

供参考的国内文献

眩晕诊治多学科专家共识

中华医学会神经病学分会

中华神经科杂志编辑委员会

（中华神经科杂志．2017，50（11）：805－812）

眩晕诊治专家共识

中华医学会神经病学分会

中华神经科杂志编辑委员会

（中华神经科杂志．2010，43（5）：369－374）

头晕的诊断流程建议

头晕诊断流程建议专家组

（中华内科杂志．2009，48（5）：435－437）

进一步提升眩晕、头晕和头昏诊疗工作中的理性共识

粟秀初　孔繁元　黄如训

（中国神经精神疾病杂志．2011，37（11）：702－704）

眩晕诊治多学科专家共识

中华医学会神经病学分会
中华神经科杂志编辑委员会

自2010年中华医学会神经病学分会和中华神经科杂志编辑委员会就眩晕诊治的相关问题组织专家讨论并达成共识以来，我国眩晕的诊疗水平取得了较大的进步，大家对眩晕的认识逐渐清晰，诊断与治疗方案日趋规范。随着临床实践的深入和相关理论的更新，又逐渐出现了一些新的问题，这些问题需要我们结合近年来国内外的相关进展，对7年前发表的《眩晕诊治专家共识》进行适当的更新。

一、相关的概念

关于眩晕或头晕的定义和分类，国际上目前存在2种方案。美国2位学者Drachma和Hart在1972年把头晕分类为眩晕、晕厥前、失衡和头重脚轻：眩晕是指外界或自身的旋转感，晕厥前是指将要失去意识的感觉或黑朦，失衡是指不稳感，头重脚轻（lightheadedness）则是一种非特异性的较难定义的症状。专注于研究前庭疾病的跨学科国际组织巴拉尼协会，于2009年将前庭症状分为眩晕、头晕、姿势性症状和前庭-视觉症状：眩晕是指没有自身运动时的旋转感或摆动感等运动幻觉，头晕是指非幻觉性的空间位置感受障碍，但不包括现实感丧失和思维迟钝、混乱等障碍，姿势性症状是指不稳感和摔倒感；前庭-视觉症状是指振动幻视、视觉延迟、视觉倾斜或运动引发的视物模糊；上述4组症状又可进一步分为若干亚类。除头晕之外，巴拉尼协会对前庭症状的界定清晰，较美国学者概念有明显的进步。

国内的临床实践中习惯于使用眩晕、头晕和头昏的概念。其中，眩晕和头晕的含义与国外基本一致，头昏是指头脑不清晰感或头部沉重压迫感，通常与自身运动并无关联。

二、病史采集和体格检查

准确和完整的病史采集可以使 70% 以上眩晕/头晕的诊断近乎明确，但由于对“眩晕/头晕”等词意理解的差别，一些病历中常出现“同词不同义，同义不同词”的现象，影响了资料的可靠性；一些病历中还存在眩晕发作的持续时间、伴随症状、诱发因素和发作频率等信息的丢失，导致诊断要素的缺损。本共识建议：问诊需要还原眩晕/头晕的真实场景，并使用简练的语句如实地记录；在准确掌握前庭症状的若干亚类的定义之前，病历记录应避免仅仅使用简单的“头晕”或“眩晕”等词组替代对平衡障碍场景的描述；眩晕/头晕发作的持续时间、伴随症状、诱发因素和发作频率等因素，须完整地记录。

除常规的体格检查之外，应重视神经－耳科学的检查，包括自发性眼球震颤、视动性检查、前庭－眼反射以及前庭－脊髓反射等内容。眼球震颤、平滑跟踪、甩头试验和闭目难立征及加强试验均属于基础性的检查，对于鉴别中枢和周围前庭病变或判断前庭功能低下的侧别，具有极为重要的价值；位置试验对于良性发作性位置性眩晕的诊断和鉴别诊断，具有重要的价值；眼偏斜反应和摇头性眼震试验对于部分中枢和周围前庭病变的鉴别有帮助；瓦氏动作、耳屏压迫试验和强声诱发试验等对于某些少见的周围前庭病变，具有一定的参考价值。

三、辅助检查

常用的辅助检查包括前庭功能、听力学和影像学检查。前庭功能；险查包括两部分，分别针对半规管和耳石器功能：冷热试验和视频头脉冲试验（video head impulse test，vHIT）用于判断半规管的低频和高频功能，前庭诱发肌源性电位包括颈性前庭诱发肌源性电位（cervical vestibular evoked myogenic potentials）和眼性前庭诱发肌源性电位（ocular vestibular evoked myogenic potentials，oVEMP），用于判断球囊和椭圆囊及其通路的功能。听力学检查包括纯音电测听和脑干听觉诱发电位，前者用于了解听力下降的程度及类型，后者主要用于蜗后病变的筛查。MRI 和 CT 等影像学检查主要用于诊断一些发生了结构改变的中枢或周围前庭病变。

临床医生应该基于患者的病史和体格检查，有针对性地选择相应的辅助检查。

四、常见疾病的诊断和治疗

（一）前庭周围性病变

前庭周围性病变在眩晕/头晕疾病谱中的占比为44%～65%，其中，良性发作性位置性眩晕（benign paroxysmal positional vertigo，BPPV）、前庭神经炎（vestibular neuritis，VN）、梅尼埃病（Ménierè's disease）、突发性聋伴眩晕等相对常见。

1．BPPV：BPPV在眩晕/头晕疾病谱中占17%～30%，是发病率最高的一种前庭疾病，以50～70岁的患者居多，女性是男性的2～3倍，其发病机制主要是椭圆囊斑中的碳酸钙颗粒脱落并进入半规管。后半规管、水平半规管和前半规管BPPV的发生率分别为80%～85%、10%～15%和5%以下。BPPV表现为短暂的视物旋转或不稳感，多发生在患者起卧床及翻身的过程中，有时出现在抬头和低头时；位置诱发试验可在70%以上的患者中发现与症状同步发生的眼球震颤，眼震的方向与受累半规管相对应的眼外肌的作用方向相一致。Dix－Hallpike试验用于诊断垂直半规管耳石症，Roll试验用于诊断水平半规管耳石症。不典型BPPV需要与前庭性偏头痛及中枢性位置性眩晕等相鉴别。

后半规管BPPV的治疗常用Epley法和Semont法，水平半规管BPPV则常用Barbecue法和Gufoni法。不能配合的患者，可尝试Brandt－Daroff训练。频繁复发以及复位后存在残余症状的患者，可尝试药物辅助治疗。极少数难治性BPPV，可以考虑手术。

需要强调的是，既要防止漏诊又要警惕BPPV诊断的泛化，手法复位是治疗的根本。

2．VN：VN在眩晕/头晕疾病谱中占5%～9%，可能与前驱的病毒感染有关。VN常急性或亚急性起病，剧烈的眩晕常持续1～3d、部分可达1周余；眩晕消失后，多数患者尚有行走不稳感，持续数天到数周；一般无听力障碍。VN多累及前庭上神经，体检见眼震为水平略带旋转并朝向健侧，甩头试验患侧阳性，闭目难立征及加强试验多向患侧倾倒，冷热试验、vHIT及oVEMP显示患侧前庭功能显著减退。VN需要与少数孤立性中枢性眩晕相鉴别。

应尽早使用糖皮质激素，尽早进行适当的活动。多数患者数周后可恢复正常，冷热试验等异常可持续较长时间；本病的复发率极低。部分VN未及

时治疗或因单侧前庭功能严重损害，姿势性不稳可迁延不愈，应注意与其他病因导致的慢性头晕相鉴别。

除典型的临床表现外，冷热试验具有较大的诊断价值，vHIT 和前庭诱发肌源性电位有一定的价值，可酌情选择；眩晕恶心等症状控制后，应及时停用前庭抑制剂。

3. 梅尼埃病：梅尼埃病在眩晕/头晕疾病谱中占 4. 4% ~10%，首次发作多出现在 30 ~60 岁，女性为男性的 1. 3 倍，其病理改变主要为膜迷路积水。确定的梅尼埃病诊断标准为：（1）自发性眩晕发作至少 2 次，持续 20min 至 12h；（2）至少 1 次纯音测听为低到中频感音性聋；（3）患侧耳聋、耳鸣或耳胀满感呈波动性；（4）排除其他疾病引起的眩晕。可能的梅尼埃病诊断标准为：（1）眩晕或发作性平衡障碍或空间定位障碍至少 2 次，持续 30min 至 24h；（2）患侧耳聋、耳鸣或耳胀满感呈波动性；（3）排除其他疾病引起的前庭功能障碍。纯音测听是诊断梅尼埃病的重要工具，冷热试验在梅尼埃病的诊断中价值有限。少数梅尼埃病合并偏头痛样发作，而少数前庭性偏头痛可能出现耳蜗症状，应相互鉴别。少数梅尼埃病因单侧前庭功能严重损害、不稳感可迁延不愈而貌似其他病因造成的慢性头晕，应注意鉴别。

眩晕发作期可使用前庭抑制剂；预防眩晕复发应采取阶梯性疗法，包括限制食盐的摄人，忌烟酒、咖啡等刺激性食物，口服倍他司汀或利尿剂等，保守治疗无效时可考虑有创性治疗。

4. 突发性感音性聋（sudden sensorineural hearing loss，SSHL）伴眩晕：30% ~40% 的 SSHL 患者出现眩晕或头晕发作。SSHL 的诊断标准为：（1）突发的感音性耳聋于 72h 内达到高峰；（2）与病前或对侧比较，听力图中至少 2 个连续频段的听力下降≥20dB。极少数耳蜗出血、桥小脑角肿瘤以及桥臂脑梗死的表现与 SSHL 类似，有条件者应尽可能进行 MRI 检查，必要时应将患者转诊至专科。SSHL 的治疗主要是及早应用糖皮质激素，推荐血液稀释和改善微循环等措施，高压氧可以试用。

需要强调的是，伴有眩晕的 SSHL 应与孤立性中枢性眩晕相鉴别。部分 SSHL 伴眩晕，因前庭功能严重损害，姿势性不稳可迁延不愈，应注意与其他病因导致的慢性头晕相鉴别。

5. 前庭阵发症（vestibular paroxysmia，VP）：VP 在眩晕/头晕性疾病谱中占比 3% ~4%，好发于中年人群，男性稍多于女性，其发病机制与血管袢压迫前庭蜗神经有关。确诊 VP 的标准为：（1）至少 10 次眩晕发作；（2）

多数眩晕发作，每次持续时间不超过1 min；（3）对于患者个体而言，眩晕发作具有刻板性；（4）卡马西平或奥卡西平试验性治疗有效；（5）难以归咎为其他疾病。尽管95%～100%的患者存在血管袢压迫前庭蜗神经，但MRI发现约1/4的正常人群也存在血管袢与前庭蜗神经的紧密接触，故影像学的结果必须结合临床。不典型VP需要与BPPV、直立性低血压性头晕、惊恐发作和少数症状持续短暂的前庭性偏头痛相鉴别。

VP的诊断应结合病史、试验性治疗和辅助检查等综合判断，防止漏诊以及诊断的泛化。

6. 双侧前庭病（bilateral vestibulopathy，BVP）：有报道BVP在眩晕/头晕疾病谱中占比为4%～7%，继发性和特发性各占一半。BVP一般隐袭起病，缓慢进展，表现为行走不稳且夜间为著，近半数患者出现振动幻觉；约1/3的患者早期表现为发作性眩晕，数年后出现行走不稳；约1/4的患者合并不同程度的听力障碍。主要的治疗措施是前庭康复训练，继发性BVP还应针对原发病治疗。

7. 较少见的前庭周围性病变：见表1。

表1　较少见的前庭周围性病变的临床表现、辅助检查和治疗措施

疾病	临床表现			辅助检查	治疗措施
	眩晕	耳聋	其他		
耳带状疱疹	少数合并眩晕发作	可合并耳聋	周围面瘫	无特征性	抗炎及对症
迷路炎	眩晕可能剧烈，部分患者平均障碍	感音神经性或混合性聋	多见于中耳炎后	MRI有一定的诊断价值	抗炎及对症
听神经瘤	眩晕发作少见，多为平衡障碍	进行性加重	无特殊	ABR仅作筛选，MRI为诊断金标准	手术或保守
外淋巴瘘	眩晕可呈位置性，可被耳屏压迫或强声诱发	外伤、用力或中耳术后突发，感音性聋	无特殊	VEMP具有一定的价值	保守或手术
上半规管裂	眩晕或不稳，耳屏压迫或强声可诱发	多为低频传导性聋，骨导敏感性增高	可有外伤史	VEMP联合CT检查	手术

注：ABR：听性脑干反应；VEMP：前庭诱发肌源性电位

（二）前庭中枢性病变

导致眩晕/头晕的中枢病变，多位于脑干和小脑，少数见于丘脑、前庭皮质或颅底高颈髓。前庭中枢病变大致分为三类：一类为存在解剖结构改变的病灶且常能被影像学等检查所证实，除眩晕/头晕之外，患者往往合并中枢损害的其他表现，主要见于血管性、炎症性、肿瘤或变性病等；另一类则没有解剖结构的改变，除眩晕/头晕和头痛之外，患者没有中枢损害的其他表现，见于前庭性偏头痛；最后一类极为少见，如癫痫性眩晕和发作性共济失调等。

1. 脑干和小脑病变：在眩晕/头晕疾病谱中占7%～12%，病因以脑梗死最多，其次为脑出血、多发性硬化、肿瘤、感染和变性病等。眩晕持续数分钟到数小时者多见于TIA和部分多发性硬化，持续数小时到数天者多见于脑梗死、脑出血、多发性硬化或感染性疾病，持续数周以上者多见于肿瘤或变性病。绝大多数的脑干和（或）小脑病变同时伴随中枢神经系统损害的其他表现，如偏瘫、偏身感觉障碍、构音障碍、锥体束征或共济失调等经典表现，常同时可见垂直性眼震、凝视性眼震、单纯旋转性眼震或分离性眼震等，平滑跟踪试验阳性而甩头试验阴性，有时可见中枢性位置性眼震、摇头试验的错位性眼震。神经影像等检查常能帮助确定病变的性质。

孤立性中枢性眩晕（isolated central vertigo）的发病率很低，一般见于病灶较小的脑梗死，多累及小脑小结或延髓外侧，少见于小脑绒球、内侧纵束、前庭神经核或丘脑和皮质病变。对于突发的孤立性眩晕，须进行包括甩头·眼震－偏斜视（head impulse－nystagmus－test of skew，HINTS）在内的全面的床边体检；少数急性期的后循环梗死，MRI DWI可呈阴性，应及时随访复查。

2. 前庭性偏头痛（vestibular migraine，VM）：VM在眩晕/头晕疾病谱中约占6.7%～11.2%，曾称为偏头痛性眩晕，女性患病率明显高于男性。VM的确诊标准：（1）至少发作5次中到重度的眩晕/头晕，每次持续5min至72h；（2）现病史或既往史中存在符合国际头痛疾病分类（ICHD）标准的偏头痛；（3）至少50%的眩晕/头晕发作合并下列症状中的一项：①头痛：至少符合2项，即位于头部一侧或呈搏动性或疼痛达到中到重度或活动后加重头痛；②畏光且惧声；③视觉先兆；（4）临床表现不能用其他疾病解释。除了（1）之外，若患者只存在（2）或（3）则应诊断可能的VM。

部分VM出现梅尼埃病样或BPPV样的表现，应注意鉴别；VM合并焦

虑抑郁的比例较高，应与精神心理性头晕相鉴别。VM 的治疗应参照偏头痛的治疗方案。

需要强调的是，既需防止漏诊又需警惕 VM 诊断的泛化；注意与梅尼埃病等共患病的鉴别。

（三）精神心理性头晕

目前对精神心理性头晕的诊断尚无统一意见，大致可概括为 3 个方面：（1）患者没有器质性病理损害或损害轻微难以解释其前庭症状（巴拉尼协会的定义）；（2）患者存在器质性病理损害但因为合并的精神心理障碍而明显加重或导致前庭症状的迁延；（3）患者并无器质性病理损害但因精神心理障碍而表现为非特征性的头昏闷。既往相关的诊断概念包括姿势性恐惧性眩晕（phobic postural vertgo，PPV）和慢性主观性头晕（chronic subjective dizziness，CSD）等。

2015 年国际前庭疾病分类将 PPV 和 CSD 合并修改为持续性姿势性感知性头晕（persistent posmral - perceptualdiness，PPPD），作为行为性前庭疾病纳人最新的国际疾病分类草案中。其诊断标准为：（1）头晕和（或）姿势性不稳感持续 3 个月以上，发作超过丑 5 d/月；（2）症状可为自发性，但常在直立位或置身于复杂的视觉环境中加重；（3）多在前庭病变或平衡障碍事件后急性或亚急性发病，缓慢起病者少见。PPPD 需要前庭康复训练、心理治疗及必要的药物治疗。

部分惊恐发作的患者，有时过于强调姿势性不稳或眩晕而回避其他相关症状，应注意与器质性前庭疾病相鉴别。多数头昏与运动或姿势改变无关联性，患者从无前庭病变史，一般见于焦虑抑郁等精神心理异常；少数头昏仅由姿势或头位改变等活动所诱发，或继发于眩晕或姿势性不稳的发作之后，可见于器质性前庭疾病。

器质性前庭病变中大约 40% ~60% 的患者合并焦虑抑郁等精神心理异常，而精神心理障碍中约有 30% 的患者出现类似前庭症状的发作。诊断精神心理性头晕时，应首先排除器质性前庭病变并注意鉴别焦虑抑郁等共患的精神心理障碍。

（四）全身疾病相关性头晕

部分贫血、低血糖、甲状腺功能低下或亢进、严重的心肌梗死或心律失常、心力衰竭、体液电解质或酸碱度紊乱、眼肌麻痹和屈光不正等疾患可能导致头晕，应重视全身相关疾病的病史采集、全面的体格检查和必要的辅助

检查。一些特殊疾病需注意鉴别：

1. 直立性低血压：患者在直立位时收缩压和（或）舒张压下降超过20mmHg 和（或）10 mmHg（1 mmHg = 0. 133kPa），临床表现为将要摔倒的不稳感，可能伴随黑朦或视物模糊、恶心出汗等，但患者的意识并未丧失，症状多持续数秒到数十秒，极少超过数分钟，有时也称为晕厥前。病因多为降压药过量、血容量不足或自主神经功能障碍，也可为心脏器质性疾患，可由空腹或饱食后的运动所诱发。患者出现上述表现或疑诊本病时，应行三位血压监测、直立倾斜试验及必要的心脏检查。

应对因治疗，如应纠正降压药的过量或血容量不足，自主神经功能障碍者应予病因治疗，必要时可使用糖皮质激素或盐酸米多君等；避免诱因，如空腹或饱食后的过量运动；心脏疾患应转诊至专科。

2. 药源性眩晕（drug - induced vertigo，DIV）：一些药物可能会导致眩晕或头晕，主要见于部分抗癫痫药、降压药、抗精神病性药物、前庭抑制剂、氨基糖甙类抗生素以及部分抗肿瘤药物等。DIV 发生的机制多与前庭系统受损或体位性低血压相关。多数 DIV 在用药后不久发生，症状的出现与药物的使用常呈锁时关系，如降压药物、抗精神病类药物、前庭抑制剂或卡马西平、左旋多巴等；部分 DIV 发生在突然停药后，如帕罗西汀和舍曲林等；少数 DIV 发生在长期用药后，如苯妥英钠和氨基糖甙类等。多数 DIV 在停药后症状可逐渐缓解。

3. 视性眩晕（visual vertigo）：有报道视性眩晕在眩晕/头晕疾病谱中的占比为4. 5%，女性多于男性。临床表现为：（1）常有前庭病变史；（2）症状发生于非特定的活动着的视觉场景中，如患者处于车流或涌动的人群中或电影屏幕前。发病机制推测为视觉信息与前庭信号在中枢整合过程中发生冲突。视性眩晕可合并 PPPD。应予病因治疗、视觉脱敏及适当的心理干预。

4. 晕动病（motion sickness）：指乘车船等交通工具时出现的恶心呕吐、出冷汗、脸色苍白、困乏、头痛、气味敏感、无食欲以及血压不稳等一系列自主神经功能紊乱的表现。发病机制不明，一般认为与视觉、前庭觉和本体觉在中枢的整合冲突有关。儿童、女性和偏头痛患者更易罹患本病。

控制晕动病发作的药物多为前庭抑制剂。患者乘车船时，应靠窗而坐，避免环顾周围环境，脱敏性适应包括渐进性暴露于诱发环境及渐进性的驾车训练等。

五、病因不明的头晕

限于认识的局限性，目前仍有部分头晕患者的病因不明。对于此类患者，经过仔细的问诊、认真的体检以及必要的辅助检查之后，应该密切随访。而部分所谓病因不明的慢性头晕，本质实为发作性或急性单侧前庭病变后，未及时或正确诊疗而导致症状的迁延不愈，应注意鉴别。

六、病因诊断中值得商榷的问题

1．椎基底动脉供血不足（vertebrobasilar insufficiency，VBl）：VBI 曾被广泛地用于眩晕/头晕的诊断，尽管近年来 VBI 的诊断已鲜有见到，却出现了以后循环缺血（posterior circulation ischemia，PCI）代之的错误倾向。事实上 PCI 仅指后循环的脑梗死或 TIA。尽管一些回顾性统计分析发现眩晕发作后患者后循环梗死的风险增高，但眩晕的常见病因却并非 VBI 或被曲解的 PCI。因此对于病因不明确的眩晕/头晕患者，应该加强病因诊断或随访，而不该随意诊断为 VBI 或 PCI。

2．颈性头晕（cervicogenic dizziness）：推测有 3 种病理机制参与了颈性头晕的发生，包括旋转性椎动脉闭塞（rotational vertebral artery occlusion，RVAO）、颈部交感神经损伤以及颈部本体觉损伤。RVAO 是指当头颈部转向一侧时，椎动脉受到牵拉或被压迫，在侧支循环缺乏的情况下，导致一过性后循环血流的下降，其本质为 PCI，目前全世界范围内的报道仅 150 余例。颈部交感神经损伤的假设，已基本被否定。颈部本体觉异常，多与挥鞭样损伤相关，相对较为肯定。多数国内外的专家对颈性头晕的概念和机制仍持谨慎的态度，需进一步的研究。

3．良性复发性眩晕（benign recurrent vertigo，BRV）：BRV 的概念由 Slater 在 1979 年提出，曾一度被认为与偏头痛性眩晕（MV）的关系密切。但近年的研究发现，BRV 仅有少数发展为 HV 或梅尼埃病，绝大部分依然保持其初始表现，因此应加强 BRV 的随访。

七、防治原则

1．对症治疗：眩晕急性发作持续时间较长且伴有恶心呕吐等表现者，应予前庭抑制剂，常用药物包括抗组胺剂、抗胆碱能剂和苯二氮草类等。急性期的症状控制后应及时停药，否则会抑制中枢代偿机制的建立。

2. 病因治疗及预防措施：BPPV 应重视手法复位，VN 或 SSHL 需激素治疗，脑梗死应溶栓或抗栓治疗，其他的器质性病变则应根据病情给予相应的治疗。PPPD 需要康复训练、药物治疗及心理干预。禁烟酒和倍他司汀或激素可能减少梅尼埃病的发作，对于频发的 VM，可服用 β－体阻滞剂、钙离子拮抗剂或丙戊酸等进行预防。有报道，尼麦角林能改善循环而减少眩晕发作。

3. 康复训练：VN 急性期后，需要鼓励患者尽早活动，促进中枢代偿。对于各种原因造成的前庭功能低下的慢性眩晕/头晕患者，前庭康复训练均可能使其受益。

执笔：韩军良　吴子明　鞠　奕

参加讨论专家（按姓氏拼音顺序排序）：陈海波，崔丽英，董强，樊东升，管阳太，韩军良，郭力，何志义，黄一宁，贾建平，鞠奕，李焰生，刘鸣，卢家红，罗国刚，彭斌，蒲传强，施福东，孙新宇，汪谋岳，汪昕，王柠，王伟，王玉平，王拥军，吴江，吴子明，谢鹏，徐运，焉传祝，杨旭，杨弋，曾进胜，张道宫，张杰文，张青，张通，赵钢，赵性泉，庄建华

（注：因版面所限，本文参考文献详见原杂志）

眩晕诊治专家共识

中华医学会神经病学分会
中华神经科杂志编辑委员会

眩晕的病因诊断对众多医生而言，一直是个临床难题。近年来，随着理论普及和辅助检查技术的进步，绝大多数眩晕已能确诊；但由于眩晕的发生涉及神经科、耳鼻喉科和内科等众多领域，有些病理生理等基础问题至今仍未能明确，部分眩晕的病因在理论上尚难明确，因此给临床实践带来困难。此篇专家共识着眼于常见眩晕的规范化诊疗，同时尽可能地全面概括少见眩晕的临床特点，此外，本文也将涉及部分头晕的内容。

一、眩晕的概念和病因分类

眩晕指的是自身或环境的旋转、摆动感，是一种运动幻觉；头晕指的是自身不稳感；头昏指的是头脑不清晰感。眩晕和头晕的发病机制不甚一致，但有时两者是同一疾病在不同时期的两种表现。

根据疾病发生的部位，眩晕往往分为周围性和中枢性，相对而言，前者的发生率更高；头晕既可以是上述疾病恢复期的表现，也可以由精神疾病、某些全身性疾病造成。周围性眩晕占30% ~50%，其中良性发作性位置性眩晕的发病率居单病种首位，其次为梅尼埃病和前庭神经炎；中枢性眩晕占20% ~30%；精神疾病和全身疾病相关性头晕分别占15% ~50%和5% ~30%；尚有15% ~25%的眩晕原因不明。儿童眩晕与成人有一定的区别，但总体趋势是：中枢性眩晕（主要是外伤后眩晕和偏头痛相关性眩晕）的比例明显高于成人，约占19% ~49%；单病种疾病发病率较高的是：良性阵发性眩晕、外伤后眩晕以及中耳炎相关性眩晕。

二、国内神经科医生在眩晕诊治中存在的问题

目前的主要问题是理论知识不足。首先表现在诊断方面，询问病史时缺乏针对性，常常遗漏诱因、起病形式、持续时间、伴随症状和缓解方式等，

而70%～80%的眩晕是可以通过有效问诊而确诊或明确方向的。针对眩晕的辅助检查设备有限、评判水平等有待提高，如眼震电图的检查过程不够规范；MRI检查部位的针对性不强；部分后循环脑血管狭窄的病例未行相关检查而漏诊。在日常诊疗中，眩晕常常被拘泥于几个本来认识就模糊的疾病，例如：椎－基底动脉供血不足、颈椎病、梅尼埃病和前庭神经炎，或笼统地称之为“眩晕综合征”。其次表现在治疗方面。由于不了解前庭康复的重要性，长期应用前庭抑制药物，延缓了前庭功能恢复；采用手法复位治疗良性发作性位置性眩晕的比率过低等。

三、常见眩晕的病因及诊疗建议

对于眩晕而言，周围性和中枢性病变的临床表现、辅助检查、治疗以及预后等完全不同。鉴于此，实践中将脑干、小脑神经核以及核上性病变所造成的眩晕称为中枢性眩晕，反之，则称为周围性眩晕。

（一）中枢性眩晕

多伴有其他神经系统损害的症状，体检可见神经系统局灶性损害的体征；大部分中枢性眩晕的病灶位于后颅窝。临床诊疗需遵从神经科的定位和定性诊断原则。需要强调的是，垂直性眼震、非共轭性眼震仅见于中枢性病变，无疲劳的位置性眼震常提示中枢性病变。

1. 血管源性：发病急骤，多是椎－基底动脉系统血管病变的结果。诊断及治疗均需遵照脑血管病诊治指南。

椎－基底动脉系统的TIA：症状刻板样反复发作，表现为：持续数分钟的眩晕，脑神经、脑干、小脑或枕叶损害的症状全部或部分出现，发作间期无神经系统损害体征，磁共振弥散加权像（DWI）扫描无新鲜梗死病灶。超声、TCD、CT血管成像（CTA）、磁共振血管成像（MRA）和数字减影血管造影（DSA）等检查可确定椎－基底动脉有无狭窄。

椎－基底动脉供血不足（VBI）：目前VBI诊断过于泛滥，这已是大家的共识。但是否因此就能完全否定VBI这一名称，尚存在争论。有些学者否认后颅窝脑组织的缺血状态并主张取消VBI，而部分学者却持相反意见。否定和肯定双方都缺少证据。

锁骨下动脉盗血综合征：临床表现往往为两种情况。一种为眩晕、视力障碍或小脑性共济失调，另一种为患侧上肢无力、桡动脉搏动减弱和收缩压较健侧下降20 mm Hg（1 mm Hg = 0.133 kPa）以上。超声、TCD、CTA、

MRA 和 DSA 可明确诊断。治疗主要是介入或手术重建锁骨下动脉的正常血流。

小脑或脑干梗死：病初可出现发作性眩晕，常合并延髓性麻痹、复视、面瘫、面部感觉障碍等脑神经损害的表现，有时合并霍纳征。影像学检查，尤其是发病早期 DWI 扫描证实脑组织梗死。可见于椎－基底动脉系统的大血管重度狭窄或闭塞，包括小脑后下动脉、椎动脉、基底动脉和小脑前下动脉；有时也见于基底动脉的深穿支病变。需要影像学检查确定。

小脑或脑干出血：轻症表现为突发性头晕或眩晕，体检可见小脑性共济失调，大量出血的恢复期可出现头晕；需颅脑 CT 等影像学确诊。内科对症治疗为主，必要时需外科手术。

2. 肿瘤：往往是亚急性或慢性起病，出现典型症状和体征时影像学多能明确诊断，治疗主要是外科手术。

小脑或脑干肿瘤：主要表现为小脑性共济失调、脑神经和交叉性锥体损害，有时合并眩晕或头晕发作。

桥小脑角肿瘤：常见头晕发作，可见小脑性共济失调、病侧面部感觉障碍和外展神经麻痹、面瘫等体征。病理上常见为听神经瘤、脑膜瘤和胆脂瘤。

3. 脑干或小脑感染：急性起病，伴有发热等全身炎症反应，常有上呼吸道感染或腹泻等前驱感染史。除小脑和脑干损害的临床表现外，有时出现眩晕。脑脊液学检查是主要的确诊依据；根据病原学结果，分别应用抗病毒剂、抗生素或激素等。

4. 多发性硬化：病灶累及脑干和小脑时可出现眩晕；眩晕表现没有特异性，可为位置性，可持续数天甚至数周。诊断和治疗参考 NICE 标准。

5. 颅颈交界区畸形：常见 Chari 畸形、颅底凹陷、齿状突半脱位等，可出现锥体束损害、小脑症状、后组脑神经和高颈髓损害的表现，有时合并眩晕；瓦氏呼气动作有时可诱发眩晕。影像检查是确诊依据；需外科手术治疗。

6. 药物源性：有些药物可损害前庭末梢感受器或前庭通路而出现眩晕。

卡马西平能造成可逆性小脑损害，长期应用苯妥英钠可致小脑变性，长期接触汞、铅、砷等重金属可损害耳蜗、前庭器和小脑，有机溶剂甲醛、二甲苯、苯乙烯、三氯甲烷等可损害小脑。急性酒精中毒出现的姿势不稳和共济失调是半规管和小脑的可逆性损害结果。

常见的耳毒性药物有：氨基糖甙类、万古霉素、紫霉素和磺胺类等抗生素，顺铂、氮芥和长春新碱等抗肿瘤药，奎宁，大剂量水杨酸盐，速尿和利尿酸等利尿剂，部分中耳内应用的局部麻醉药，如利多卡因等。二甲胺四环素仅损害前庭，庆大霉素和链霉素的前庭毒性远大于其耳蜗毒性。眼震电图描记法（ENG）和旋转试验有时可发现双侧前庭功能下降；听力检查发现感音性耳聋。

诊断建议：（1）病史、体征和相关辅助检查并排除其他病因。（2）前庭功能检查和（或）听力检查可异常、也可正常。

治疗建议：停药、脱离环境；双侧前庭功能损害者，可行前庭康复训练。

7. 其他少见的中枢性眩晕：包括以下几种。

偏头痛性眩晕（migrainous vertigo，MV）：发病机制与偏头痛相同，文献中相关的名称有前庭偏头痛、偏头痛相关性眩晕、良性复发性眩晕、偏头痛相关性前庭病等。

确定的 MV 标准包括：①中度或重度的发作性前庭症状，包括旋转性眩晕、位置性眩晕、其他自身运动错觉和头动耐受不良（由于头动引起的不平衡感或自身、周围物体运动错觉）等。前庭症状的严重程度分为Ⅲ级：轻度为不干扰日常活动，中度为干扰但不限制日常活动，重度为限制日常活动。②符合国际头痛分类（HIS）标准的偏头痛。③至少 2 次眩晕发作时出现下列 1 项偏头痛症状：搏动样头痛、畏光、畏声、视觉或其他先兆。④排除其他病因。

可能的 MV 标准是：①中度或重度的发作性前庭症状。②至少下列 1 项症状：符合 HIS 标准的偏头痛，眩晕发作时的偏头痛性伴随症状，偏头痛特异性的诱发因素（例如特定的食物、睡眠不规律、内分泌失调）、抗偏头痛药物治疗有效。③排除其他病因。

建议：（1）诊断需依据上述标准。（2）参照偏头痛的治疗或预防措施用药。

癫痫性眩晕（epileptic vertigo）：临床少见，国际分类属于局灶性癫痫，通常持续数秒或数十秒，发作与姿势改变无关。能产生眩晕性癫痫的部位包括：顶内沟、颞叶后上回、顶叶中后回、左侧额中回、颞顶叶交界区等。临床上以眩晕为主或仅仅表现为眩晕的癫痫实属罕见；眩晕可是部分性癫痫、特别是颞叶癫痫的先兆症状。确诊需要脑电图在相应导联显示痫样波放电。

诊断建议：(1) 眩晕发作时，脑电图上相应导联的异常放电。(2) 需除外其他原因。

治疗建议：按部分性癫痫发作用药。

颈性眩晕 (cervical vertigo)：目前尚没有统一标准，倾向于采取排除法。至少应有以下特征：①头晕或眩晕伴随颈部疼痛。②头晕或眩晕多出现在颈部活动后。③部分患者颈扭转试验阳性。④颈部影像学检查异常，如颈椎反屈、椎体不稳、椎间盘突出等。⑤多有颈部外伤史。⑥排除了其他原因。

诊断依据：诊断需符合上述特征。

治疗建议：主要治疗措施是纠正不良的头颈部姿势、理疗和局部封闭。

外伤后眩晕 (post-traumatic vertigo)：头部外伤后出现的一过性自身旋转感，有时为持久性的自身不稳感。包括：(1) 颞骨骨折和内耳贯通伤：部分累及颞骨的刀伤、枪伤同时损伤内耳，如果患者能有幸从外伤中恢复，常遗留听力损害和眩晕。有些患者苏醒后，可能仅有自身不稳感和听力下降而无眩晕发作；对症治疗为主，遗留永久性前庭功能损伤者，需试用前庭康复训练。(2) 迷路震荡 (labyrinthine concussion)：属于周围性眩晕。发生于内耳受到暴力或振动波冲击后，表现为持续数天的眩晕，有时可持续数周或更长时间，常伴有听力下降和耳鸣，ENG 检查有位置性眼震，少数患者半规管麻痹，颞骨和耳部影像学检查无异常；治疗主要是对症和休息。

(二) 周围性眩晕

脑干神经核以下的病变，绝大多数系耳部疾患引起，除眼震和有时可能伴听力障碍之外，患者没有相关的神经系统损害的症状和体征。

1. 无听力障碍的周围性眩晕：常见疾病如下文描述，少见的疾病见表1。

良性发作性位置性眩晕 (benign paroxysmal positional vertigo, BPPV)：由椭圆囊耳石膜上的碳酸钙颗粒脱落并进入半规管所致。85% ~90% 的异位耳石发生于后半规管，5% ~15% 见于水平半规管。临床上绝大多数 BPPV 属于“管结石型”，其特点为：(1) 发作性眩晕出现于头位变动过程中；(2) Dix-Hallpike 或 Roll test 等检查可同时诱发眩晕和眼震，头位变动与眩晕发作及眼震之间存在 5 ~20 s 的潜伏期，诱发的眩晕和眼震一般持续在 1 min 之内、表现为“由弱渐强—再逐渐弱”；患者由卧位坐起时，常出现“反向眼震”。

表1 其他少见的不伴听力障碍的周围性眩晕

特征	上半规管裂综合征	双侧前庭病	家族性前庭病	变压性眩晕
眩晕特点	多由强声刺激诱发；中耳压力或颅内压力改变可诱发	振动幻视、自身不稳感，常发生在直线运动中	持续数分钟；数年后出现不稳感和振动幻视；常伴偏头痛；有家族史	飞行或潜水过程发生；眩晕常持续数秒到数分钟
辅助检查				
ENG	-	+	+	-
MRI 或 CT	+	-	-	-
诊断	病史和 MRI	病史和 ENG	病史和 ENG	病史
治疗	手术	前庭康复	乙酰唑胺和前庭康复	咽鼓管或中耳无异常者无需治疗

注：+指结果阳性或具有较高的诊断价值；-指结果阴性或者指该检查方法没有诊断价值

极少部分 BPPV 属于“嵴帽结石型”，与“管结石型”区别在于：前者 Dix-Hallpike 等检查时眼震无潜伏期、持续时间长。少数后颅窝和高颈段病变造成的所谓中枢性位置性眩晕，与“壶腹嵴耳石”症类似，需仔细询问病史、认真体检，必要时行神经影像检查。

美国耳鼻咽喉头颈外科学会诊断指南不提倡“主观性 BPPV”的诊断名称，但临床实践中确有为数不少患者，病史表现为典型的：BPPV，但 Dix-Hallpike 等检查未诱发出眩晕和眼震，其原因可能与检查的时机以及异位耳石的数目有关，只要排除了中枢性原因，就可试行 Epley 或 Semont 手法复位治疗。

诊断依据：(1) 眩晕发作与头位变化相关。眩晕一般持续在 1 min 之内，无耳蜗受损症状。(2) 没有神经系统阳性体征。Dix-Hallpike 等检查时，诱发眩晕与向地性眼震。

治疗建议：耳石手法复位治疗。

前庭神经炎（vestibular neuritis）：也称为前庭神经元炎（vestibular neuronitis，VN），是病毒感染前庭神经或前庭神经元的结果。多数患者在病前数天或数周内有上呼吸道感染或腹泻史。剧烈的外界旋转感常持续 24 h 以上，有时可达数天；伴随剧烈的呕吐、心悸、出汗等自主神经反应。ENG 检查可见病耳前庭功能低下。大多在数周后自愈，少见复发，有半数以上患者

可在病后1年内出现瞬时不稳感，部分患者日后出现BPPV表现，冷热试验异常可能持续更长时间。

诊断依据：(1) 眩晕发作常持续24 h以上，部分患者病前有病毒感染史。(2) 没有耳蜗症状；除外脑卒中及脑外伤。(3) ENG检查显示一侧前庭功能减退。

治疗建议：应用糖皮质激素；呕吐停止后停用前庭抑制剂，尽早行前庭康复训练。

2. 伴听力障碍的周围性眩晕：常见疾病如下。

梅尼埃病：病因未完全明确，病理机制多与内淋巴积水有关。无性别差异，首次发病小于20岁或大于70岁者少见。中华医学会耳鼻咽喉头颈外科分会2006年提出了该病的诊断标准：①发作性眩晕2次或2次以上，持续20 min至数小时。常伴自主神经功能紊乱和平衡障碍。无意识丧失。②波动性听力损失，早期多为低频听力损失，随病情进展听力损失逐渐加重。至少1次纯音测听为感音神经性听力损失，可出现重振现象。③可伴有耳鸣和（或）耳胀满感。④前庭功能检查：可有自发性眼震和（或）前庭功能异常。⑤排除其他疾病引起的眩晕。临床早期为间歇期听力正常或有轻度低频听力损失；中期除2 kHz外，低、高频率均有听力损失；晚期为全频听力损失达中重度以上，无听力波动。

梅尼埃病患者需要限制食盐摄入，利尿剂、钙离子拮抗剂、血管扩张剂等并未证实有效；欧洲一些RCT试验结果支持倍他司汀治疗梅尼埃病的有效性。内科治疗失败后，可考虑庆大霉素鼓室内注射或行内淋巴囊减压、前庭神经或迷路切除等手术。

诊断依据：参照上述耳鼻喉科诊断标准。

治疗建议：(1) 急性期对症治疗；发作间期可限制钠盐摄入。(2) 内科治疗无效者，可考虑手术。

迷路炎（labyrinthitis）：骨迷路或膜迷路感染后可造成眩晕，一般分为3类迷路炎。(1) 局限性迷路炎：多由慢性化脓性中耳炎或乳突炎侵蚀骨迷路所致，病变局限于骨迷路。眩晕多在体位变动、头部受到震荡、压迫耳屏或挖掏耳道内耵聍时出现，持续数分钟到数小时；瘘管试验多为阳性，前庭功能正常或亢进；听力损害多为传导性，少数严重者为混合性。(2) 浆液性迷路炎：以浆液或浆液纤维素渗出为主，可以是局限性迷路炎未治疗的结果。眩晕程度较重、持续时间较长，患者喜卧向患侧；瘘管试验可为阳性；

耳蜗损害较前庭损害的程度重，听力损害常为感音性。(3) 急性化脓性迷路炎：化脓菌破坏骨迷路和膜迷路。在急性化脓期，患者因重度眩晕而卧床不起；患耳听力急剧下降；体温一般不高；但若有发热、头痛，需警惕感染向颅内蔓延。急性期症状消失后 2～6 周进入代偿期，眩晕消失，患耳全聋、冷热刺激试验无反应。以上 3 种情况均需在感染控制后及早手术。

建议：耳鼻喉科治疗。

其他少见疾病见表 2。

表 2　其他少见的合并听力障碍的周围性眩晕

特征	外淋巴瘘	大前庭水管综合征	突发性聋	前庭阵发症	耳硬化症	自身免疫性内耳病
年龄	各年龄	儿童多见	中年多见	成人多见	中青年	中青年
耳聋特点	外伤或用力后突发；感音性耳聋常由瓦氏动作等诱导试验加重	轻重不一，可为稳定、波动、突发或进行性	数分钟到数小时内急剧耳聋；个别在 3 d 内进展为重度耳聋	耳鸣突出，感音性耳聋	进行性耳聋、耳鸣	耳聋、耳鸣或伴有其他免疫疾病
眩晕特点	头位性眼震无潜伏期或极短，持续时间长，无疲劳现象或很缓慢，瓦氏动作等诱导试验加重	1/3 患者合并眩晕或自身不稳感	1/3 到半数的患者出现眩晕	多种形式，类似于：复发性前庭病、梅尼埃病、BPPV、前庭神经元炎等	5%～25% 的患者出现位置性眩晕、少数表现为梅尼埃病样眩晕	部分合并眩晕
辅助检查						
MRI 或 CT	有时可发现瘘口	扩大的前庭和相对正常的导水管	无特异性	AICA、PICA、SCA、椎动脉及静脉等受压迫	部分患者耳囊骨吸收与骨化	无特异性
诊断	病史 + MRI + 探查	病史 + MRI	病史 + 听力检查	病史 + MRI + 探查	病史 + CT + 随访	病史 + 免疫学 + 随访
治疗	手术	前庭康复	激素、改善循环、维生素、高压氧	对症、手术	对症、手术	对症、免疫调节治疗

注：(1) AICA：小脑前下动脉；PICA：小脑后下动脉；SCA：小脑上动脉；(2) 合并听力障碍的周围性眩晕患者均应检查听力图、眼震电图和听觉诱发电位

（三）精神疾患及其他全身疾患相关性头晕

主要表现为自身不稳感，有时甚至是担心平衡障碍的恐怖感，患者通常伴有头脑不清晰感；出现入睡困难、易激惹等焦虑症状，易早醒、易疲劳、兴趣下降等抑郁表现，心悸、纳差、疼痛等躯体化症状，可伴有多汗、畏寒等表现。问诊如能全面，一般可以确诊；需要排除器质性病变时，适当的针对性辅助检查是必要的。

焦虑抑郁患者出现头晕的比率较高，而头晕和眩晕患者伴发精神障碍的比率也较高，两者是否共病，目前还有些争论。治疗主要为抗焦虑、抑郁和心理干预。

其他全身疾病相关性头晕也主要表现为自身不稳感，当病变损伤前庭系统时可引发眩晕。见于：血液病（白血病、贫血等），内分泌疾病（包括低血糖、甲状腺功能低下或亢进等），心脏疾病时的射血减少，低血压性，各种原因造成的体液离子、酸碱度紊乱，眼部疾患（眼肌麻痹、眼球阵挛、双眼视力显著不一致性等）。

（四）原因不明性

目前仍有15% ~25%的眩晕患者，虽经详细的病史询问、体格检查和辅助检查，但仍不能明确病因。建议对此类患者在对症治疗的同时进行随访。

四、常见眩晕发作时的症候学特点

1. 发作持续时间：（1）数秒或数十秒：BPPV、前庭阵发症、变压性眩晕、颈性眩晕、癫痫性眩晕和晕厥前等。（2）数分钟：TIA、MV、前庭阵发症、癫痫性眩晕、上半规管裂、变压性眩晕等。（3）20 min以上：梅尼埃病和MV。（4）数天：脑卒中、前庭神经炎和MV等。（5）持续性头晕：双侧前庭功能低下和精神疾患。

2. 伴随的症状：（1）脑神经或肢体瘫痪：后颅窝或颅底病变。（2）耳聋、耳鸣或耳胀：梅尼埃病、听神经瘤、突发性聋、迷路炎、外淋巴瘘、大前庭水管综合征、前庭阵发症、耳硬化症和自体免疫性内耳病。（3）畏光、头痛或视觉先兆：MV。

3. 诱发因素：（1）头位变化：BPPV、后颅窝肿瘤和MV等。（2）月经相关或睡眠剥夺：MV等。（3）大声或瓦氏动作：上半规管裂和外淋巴瘘。（4）站立位：体位性低血压等。（5）视野内的物体运动：双侧前庭病。

4. 发作的频率：（1）单次或首次：前庭神经炎、脑干或小脑卒中或脱髓鞘、首次发作的MV、首次发作的梅尼埃病、迷路炎、外淋巴瘘和药物性。

（2）复发性：BPPV、梅尼埃病、TIA、MV、前庭阵发症、外淋巴瘘、癫痫性眩晕、自体免疫内耳病、听神经瘤、耳石功能障碍、单侧前庭功能低下代偿不全。

五、诊断流程

眩晕的诊断流程见图1。

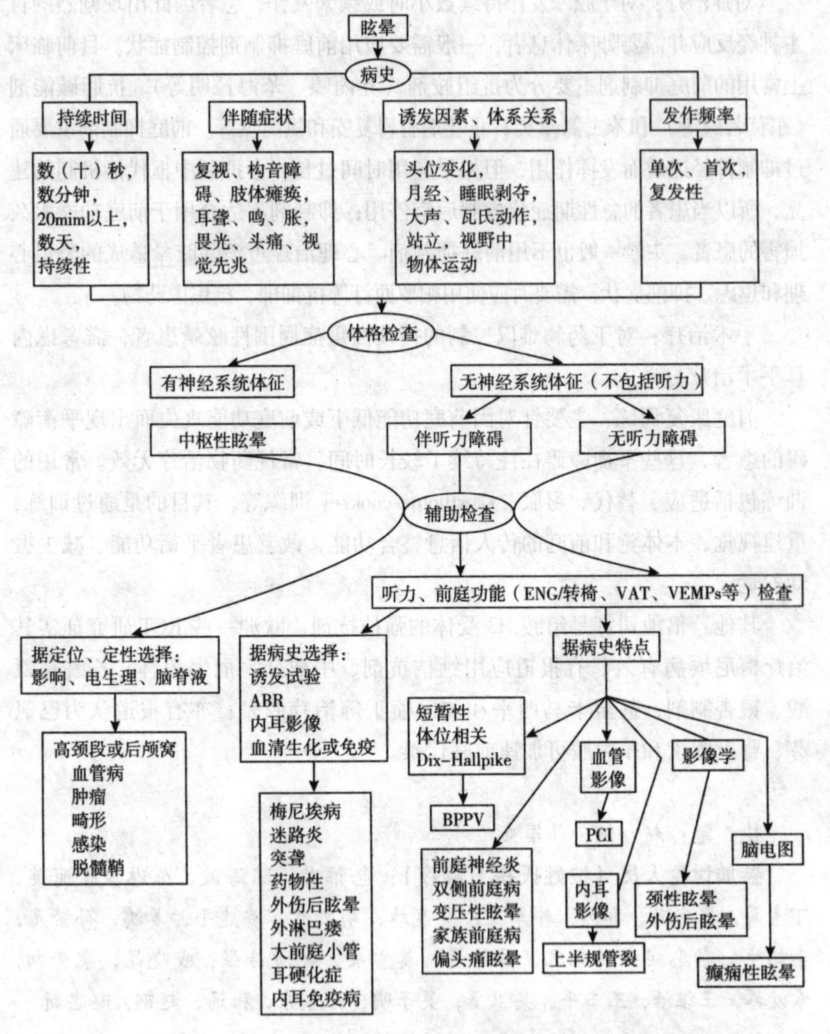

注：VAT：前庭自旋转试验；VEMPs：前庭诱发肌电位；PCI：后循环缺血

图1 眩晕的诊断流程

六、眩晕的治疗

病因治疗：病因明确者应及时采取针对性强的治疗措施，如耳石症患者应根据受累半规管的不同分别以不同的体位法复位；急性椎－基底动脉缺血性脑卒中，对起病3～6 h的合适患者可进行溶栓治疗等。

对症治疗：对于眩晕发作持续数小时或频繁发作，患者因此出现剧烈的自主神经反应并需要卧床休息者，一般需要应用前庭抑制剂控制症状。目前临床上常用的前庭抑制剂主要分为抗组胺剂（异丙嗪、苯海拉明等）、抗胆碱能剂（东莨菪碱等）和苯二氮䓬类；止吐剂有胃复安和氯丙嗪等。前庭抑制剂主要通过抑制神经递质而发挥作用，但如果应用时间过长，会抑制中枢代偿机制的建立，所以当患者的急性期症状控制后宜停用；抑制剂不适合用于前庭功能永久损害的患者，头晕一般也不用前庭抑制剂。心理治疗可消除眩晕造成的恐惧心理和焦虑、抑郁症状，需要时应使用帕罗西汀等抗抑郁、抗焦虑药物。

手术治疗：对于药物难以控制的持续性重症周围性眩晕患者，需考虑内耳手术治疗。

前庭康复训练：主要针对因前庭功能低下或前庭功能丧失而出现平衡障碍的患者，这些平衡障碍往往持续了较长时间，常规药物治疗无效。常用的训练包括适应、替代、习服、Cawthome-cooksey训练等，其目的是通过训练，重建视觉、本体觉和前庭的传人信息整合功能，改善患者平衡功能、减少振动幻觉。

其他：倍他司汀是组胺H3受体的强拮抗剂，欧洲一些RCT研究证实其治疗梅尼埃病有效。有报道应用钙拮抗剂、中成药、尼麦角林、乙酰亮氨酸、银杏制剂，甚至卡马西平和加巴喷丁等治疗眩晕；亦有报道认为巴氯芬、肾上腺素和苯丙胺可加速前庭代偿。

执　笔：赵　钢　韩军良

参加讨论人员（按姓氏拼音顺序）：包雅琳，陈海波，陈琳，崔丽英，丁素菊，樊东升，郭力，韩军良，贺茂林，胡文立，贾建平，姜鸿，孙繁元，李焰生，李忠实，刘春风，吕传真，莫雪安，ss蒲传强，戚晓昆，粟秀初，索爱琴，王维治，王玉平，吴卫平，吴子明，张朝东，张通，赵钢，赵忠新

（注：因版面所限，本文参考文献详见原杂志）

头晕的诊断流程建议

头晕诊断流程建议专家组

一、背景与意义

头晕是常见的临床症候，患病率和发病率高，是最主要的门诊就诊原因之一。欧洲研究报道约30%的普通人群中有过中、重度的头晕，其中25%为眩晕；人群中前庭性眩晕终身患病率为7.8%，年患病率为5.2%，年发病率为1.5%。我国研究发现10岁以上人群的眩晕总体患病率为4.1%。头晕的发病随年龄而增加，老年人群高发。头晕的病因繁多、表现多样，且无客观检查能可靠地诊断和鉴别诊断各种头晕。因此，如何根据常见的头晕病因及临床特征，在繁忙的医疗工作中快速进行筛选及诊断就显得非常重要，它不仅能有效地提高广大医生对头晕的诊断水平，更能显著地减少头晕的疾病负担。本建议在参考了国内外相关研究的基础上，根据我国部分神经科及耳鼻咽喉科专家的经验和意见而制定，希望能对此领域有所推动。

二、头晕的概念与诊断

1. 头晕的概念：头晕是一组非特异的症状，它包括了眩晕、晕厥前(presyncope，又称晕厥前兆)、失衡及头重脚轻感（light-headedness）。就症状学而言，眩晕是特异性症状，指有周围物体或自身明显旋转的运动错觉或幻觉。

2. 头晕病史的询问：不同头晕症状的主要病因并不相同，因此必须予以区分。由于头晕有不同类型，且是因人而异的主观感受，缺乏客观旁证，因此患者自身的描述就成为诊断最重要的依据。然而，许多患者（特别是老年或受教育程度不高者）不会或轻视对症状的准确描述，因此医生必须耐心地倾听并适当予以引导，以求最大可能地明确症状特点。仔细病史询问的意义在于它可以区分90%以上的症状是眩晕或是非眩晕的头晕，可以明确70% ~80%的头晕的病因。

在确定是眩晕症状后，要进一步询问眩晕的严重程度、持续时间、发作次数与频率、诱发因素等病史；要注意了解伴随的恶心、呕吐等自主神经系统症状，特别注意有无神经系统或耳蜗的症状。如果伴其他神经系统症状表现，且排除了常见的前庭周围性病因后，应考虑为前庭中枢性病变。如果没有神经系统症状表现，却伴耳鸣、耳聋等症状，则应首先考虑为前庭周围性病变。对非眩晕的头晕，除需了解神经系统及耳科症状外，更应注意问患者的系统疾病、服用药物及精神状态等情况。

3. 对头晕患者的检查：基本的系统检查、神经系统及耳科检查很重要，要注意对生命体征、心脏、脑神经、听力及共济运动的检查。对眩晕患者者应常规行 Dix-Hallpike 检查，以便迅速地识别最常见的眩晕病因。对前庭周围性病变患者，应注意针对性开展前庭功能等检查，而对前庭中枢性病变患者则应注意开展有关的影像学检查。

许多研究已证明不加区分的头晕患者与正常人群间，MRI、纯音测定及前庭功能等检查的结果无显著区别，检查的阳性率不到1%，因此不推荐对未加选择的头晕患者进行各种辅助检查。许多错误的诊断恰恰就来源于医生没有很好地了解病史和做必要的临床体格检查，对各种需要鉴别诊断的疾病掌握太少，过度依赖辅助检查［如头或颈椎的 CT/MRI、经颅多普勒超声（TCD）等］，而对这些检查的临床局限性缺乏认识。如未做 Dix-Hallpike 检查，错将良性阵发性位置性眩晕（BPPV）误诊为头颅 CT/MRI 所见的多发腔隙性梗死或颈椎检查所见的颈椎退行性病变。

4. 头晕诊断与鉴别诊断的要点：头晕诊断应该是全面地分析患者临床表现，再结合患者的各种特点进行综合评估的过程，绝非仅仅依赖于对临床主诉或症状的了解。其实，头晕的鉴别并非易事，有研究证明患者并不能很好地对头晕症状进行区分，可靠性很低。另有研究提示完全依赖对症状区分可能并不能引导正确的诊断，如卒中患者中非眩晕性头晕与眩晕的比例相当、心肌梗死患者中眩晕与晕厥前表现的比例亦相当。因此，必须对患者的临床表现予以全面的分析，特别是要重视对症状持续时间、诱发因素及伴随其他症状的分析。

临床观察发现有相当部分头晕的病因难以确定，甚至经过详细的辅助检查也无法明确。因此，医生应本着科学严谨的态度，予以症状性而非病因性诊断，尤其应注意将患者及时转诊到神经科、耳科等有关专科予以明确诊断和随访，不能随意地予以病因性诊断，导致患者躯体和心理疾病负

担增加和医疗资源浪费。

三、头晕的主要病因

了解头晕的常见病因，才能掌握这些疾病的主要临床特征，才能在日常医疗工作中保持正确的诊断思路，才不会因不能区分常见病与罕见病而导致诊断延误或过度的诊断性检查。眩晕约占所有头晕的半数，其中前庭周围性者明显多于前庭中枢性者，是后者的4～5倍。在前庭周围性病因中，BPPV、前庭神经元炎和梅尼埃病是最主要病因，可能占了前庭周围性眩晕的绝大部分。前庭中枢性眩晕的病因则多样但均少见，包括血管性、外伤、肿瘤、脱髓鞘、神经退行性疾病等。要注意除偏头痛性眩晕外，前庭中枢性眩晕几乎都伴随有其他神经系统症状和体征，很少仅以眩晕或头晕为惟一表现。

非眩晕性头晕的病因众多，绝非只限于神经科或耳科疾病。大量流行病学研究提示大多数慢性、持续性头晕的病因主要与精神心理障碍（如抑郁、焦虑、惊恐、强迫或躯体化障碍）有关，而短暂或发作性头晕则多与系统疾病（如贫血、感染、发热、低血容量、体位性低血压、糖尿病、药物副作用等）有关。一些队列研究专门观察了不同头晕病因的构成比，对临床诊断思路很有帮助。对神经科与耳科的联合门诊的812例患者的病因分析，发现前庭周围性病因占64.7%（BPPV 36.5%，复发性前庭病19.7%，前庭神经元炎10.5%，梅尼埃病4.4%，病因不明14.8%），精神心理性占9.0%，前庭中枢性仅占8.1%，诊断不明达13.3%。对12项来自于全科医生门诊、急诊或专科门诊的研究进行系统评估，共有连续的头晕患者4536例，发现前庭周围性病因占44%（BPPV 16%，前庭神经元炎9%，梅尼埃病5%，其他14%），前庭中枢性病因占11%，精神心理性疾患占16%，其他病因占26%，病因不明占13%。对比在全科医生或头晕专科门诊处就诊患者的病因，前庭周围性最常见（43%比46%），非前庭非精神性病因次之（34%比20%），精神心理性病因不少见（21%比20%），前庭中枢性病因最少（9%比7%）。

四、头晕病因和诊断的演变

随着对头晕病因研究的深入，不同疾病的识别率有了明显的变化，不同疾病占头晕病因构成比亦发生了显著变化。一些疾病随着认识的提高而变得

越来越多。(1) 随着对 BPPV 的认识提高，其诊断率明显提高，已成为首位的眩晕病因，而 10 年前许多医生还很少诊断该病。(2) 近年来的研究发现不少发作性眩晕与偏头痛有关，使得偏头痛成为发作性眩晕的重要病因。以往所称的良性复发性眩晕（不伴随听力或神经系统症状）被认为可能就是偏头痛的等位症。

另一些传统的认识和诊断概念则因病因研究的进展而被认为是错误或含糊不清的，已被淘汰。(1) 我国长期以来将大量中老年人的慢性头晕诊断为椎基底动脉供血不足（VBI），并认为其为既非正常但又未达到缺血标准的一种状态。而大量前瞻性和回顾性临床研究则证明，不伴随其他神经系统表现的单纯头晕或眩晕极少是由 VBI 引起。国际的缺血性脑血管疾病分类和国际疾病分类均无 VBI，认为它就是后循环系统的 TIA 而绝非单独且特异的疾病。相信随着“后循环缺血”概念和诊断在我国的推广，VBI 这种已渐被淘汰的诊断将越来越少。(2)“颈性眩晕”也为许多医生所使用，但对该诊断定义的准确性、诊断标准的可靠性都缺乏认真的临床研究，许多是用假设来代替临床证据甚至为证据所反对。迄今为止的相关研究均存在诊断无法核实、没有特异诊断方法、无法解释大量的临床不一致性等弱点，故国际上不推荐使用这种含糊不清的定义和诊断。

五、头晕与眩晕诊断流程

出于不同的目的，可以有不同的头晕诊断流程。传统上，习惯于按照病因将眩晕分为前庭周围性和前庭中枢性，再按类别予以描述。这种流程的好处是按照病因分类、逻辑性强，但患者和普通医师并不知道所患疾病是前庭周围性或中枢性，而分类流程本身又不能指导如何来区别或诊断，故临床上并不实用。

若诊断流程是依据临床表现的不同而逐步诊断，则更适合于大多医生。如：(1) 根据眩晕持续时间诊断：持续数秒者考虑为 BPPV；持续数分 ~ 数小时者考虑为梅尼埃病、TIA 或偏头痛相关眩晕；持续数小时至数天者考虑为前庭神经元炎或中枢性病变；持续数周到数月者考虑为精神心理性。使用该流程的医生必须对各种疾病有比较好的认识，因为不同疾病导致的眩晕持续时间绝非固定亦非诊断的重要依据，其他的表现甚至更为重要。(2) 根据眩晕发作频度诊断：单次严重眩晕应考虑前庭神经元炎或血管病；反复发作性眩晕应考虑梅尼埃病或偏头痛；伴有其他神经系统表现的反复发作眩晕

应考虑为后循环缺血；反复发作性位置性眩晕应考虑 BPPV。（3）根据伴随症状诊断：不同疾病会伴随不同症状，包括耳闷、耳痛、头痛、耳鸣、耳聋、面瘫、失衡、明显畏光和畏声或其他局灶性神经系统体征。（4）根据诱发因素诊断：有些眩晕为自发性或位置性，有些则是在感染后、应激、耳压、外伤或持续用力后发病。

本建议推荐的诊断流程（图 1）主要依据患者的主诉和重要（听觉和神经系统）症状的有无来进行分流检查和诊断，特点是可行性强，非专科医生亦可参考使用。当然，头晕的病因复杂，不可能有一种既简便又能包罗万象的诊断流程，我们认为能对绝大多数头晕症状给予一种方便的诊断思路、具有临床实用性才是最重要的。

六、头晕的治疗

引起头晕的疾病众多，相关的治疗内容亦多，但不属于本诊断流程建议所涵盖内容，故不予介绍。总体上应包括病因治疗、对症治疗和前庭康复三个基本部分，建议读者参考其他相关文献和指南。

诊断流程建议专家组成员（按姓氏拼音顺序）：陈锡辉，戴富春，丁新生，何俐，贺茂林，胡兴越，季晓林，贾月芝，李舜伟、李晓光，李焰生，刘春风，马鑫，区永康，戚晓昆，邱建华，王佳伟，王亮，王柠，王武庆，吴佩娜，吴子明，邢光前，徐格林，徐进，徐亚萍、杨蓓蓓，杨宁，于刚，曾进胜，张梁，赵钢，赵政凯，郑虹，周慧芳，庄武平

执　笔：李焰生　吴子明

（注：因版面所限，本文参考文献详见原杂志）

进一步提升眩晕、头晕和头昏诊疗工作中的理性共识

第四军医大学西京医院神经内科　粟秀初
宁夏医科大学附属医院神经内科　孔繁元
中山大学附属第一医院神经内科　黄如训

中华内科杂志（2009 年 5 期）和中华神经科杂志（2010 年第 5 期）相继发表的“头晕的诊断流程建议”和“眩晕诊治专家共识”两篇文章，引起了国内同行们的关注和热论，对规范国内眩晕、头晕的诊断和治疗起到了很好而又及时的指导和提升作用。鉴于头晕、眩晕和头昏的发生涉及多学科领域，不同学科及学者们对这方面的共识和普及现时尚嫌不够，概念欠清和名称混用现象至今仍较普遍，给临床诊疗工作带来某些困难。因此，试从解剖、生理学基础知识和诊疗措施角度对上述三者的本质提出如下讨论，以求进一步提升其理性共识。

一、眩晕、头晕和头昏的感觉体验不同

根据人们的体验，眩晕（Vertigo）主要是以发作性的，客观上并不存在而主观上却又坚信自身或（和）外物按一定方向旋转、翻滚的一种感觉（运动性幻觉）；头晕（Dizziness）主要是以在行立起坐卧等运动或视物之中间歇性地出现自身摇晃不稳的一种感觉；头昏（Giddiness）主要是以持续的头脑昏昏沉沉或迷迷糊糊不清晰的一种感觉。实际上是由不同的靶器官受损和发病机制（参见下文第 2 ~ 3 小节）所致的三种不同病理性感觉体验（临床症状），是人们可能亲身经历过的三种不同主观感受。由于人们平时对三者的区别注意不够，而造成认识上的长期混乱和相互误用。再因我国语言和文字对“眩晕”、“头晕”和“头昏”三者的表述方式上存在“组合词”的特殊性，如“眩晕”和“头晕”都有一个相同的“晕”字，“头晕”和‘头昏“却又有一个相同的“头”字，较国外拼音文字的“一词一义”的表达方式存在明显差异，更易造成叙述和应用上的误导。

根据第四军医大学西京医院神经内科2005年每周一个上午“眩晕专病”门诊的资料统计，来自全国各地的初诊病人总数共768例，其中最后确认为眩晕者382例（49.1%）、头晕者218例（28.1%）、头昏者168例（22.8%）。可见过半数以上的病例并不是真正的眩晕，而是把头晕和头昏误为眩晕。因而在来诊之前进行了较多不应该做的或错位的检查，延误了诊疗时机，增加了病人不应有的痛苦和医疗费用，实有必要从概念上将上述三者明确分清并予以界定。否则会从问诊一开始就有可能将其诊疗引入歧途，导致以后不应有的误查、误诊和误治。

有学者提出：“头晕包括眩晕”，将头晕分为：“眩晕或非眩晕”两类，把受损靶器官和发病机制明确的眩晕，归类于由另一类靶器官受损和不同发病机制所致的头晕范畴（参见下文第3～4小节），可能会导致两者概念上的不清和混乱，给诊疗工作带来某些不便，且不利于临床诊疗水平的提高。

有人提出，当前国际学术界在眩晕、头晕诊疗中还没有提及与“头昏”的鉴别问题，担心会给今后国际接轨和学术交流带来某些困难。根据我们的工作体会，“头昏”是客观存在的，临床诊疗实际也要求我们将这三者加以明确区分（参见下文第5～6小节），以便进行针对性更强的检查和治疗，更有利于临床诊疗水平的提高；根据最近的文献报道，国际同行们也正在进行这方面的探讨。我们应通过加强学习，深入实际，仔细观察，不断进行讨论和总结经验，力争在这方面做出应有的贡献。

二、眩晕、头晕和头昏的受损靶器官不同

根据解剖、生理学知识，眩晕的受损靶器官应该是主管转体等运动中平衡功能的内耳迷路半规管壶腹嵴至大脑前庭投射区间的神经系统。当人为因素（如自动转体或半规管功能试验等）或病变导致功能过强、下降或两侧失对称，并超出了大脑调控能力时，将引起眩晕发作，以及恶心、呕吐、眼球震颤及站立不稳或倾倒等伴发症状和体征。其病变部位和程度可通过相应的多种临床和实验室检查予以显示。（参见下文第3小节）

头晕的受损靶器官分别（或同时）是本体觉、视觉、耳石觉（主管静态和直线运动中的平衡功能）等相关（主要是神经）系统，由于这些单一或多系统外周感觉神经的的信息传入失真或（和）不一致，并超出了大脑调控能力时，所引起的一种自身摇晃不稳感。其病变部位和程度可分别通过另外多种临床和实验室检查予以显示。（参见下文第3小节）

头昏的受损靶器官是主管人类高级神经活动的大脑皮质，由多种器质性、功能性疾病或长期脑力过劳等导致大脑皮质功能（兴奋性、抑制性以及二者相互转换和诱导的灵活性等）的整体弱化，所引起的一种持续性头脑昏昏沉沉和不清晰的感觉。其损伤程度可通过其他多种临床和实验室检查予以显示。（参见下文第3小节）。

由上可见，眩晕、头晕和头昏实由不同靶器官受损所引发的三种不同性质的临床征象，如临诊中不加区分，将会导致病灶的定位错误、相继的错查和错治，应引起医生们的重视和警惕。

三、眩晕、头晕和头昏的发病机制不同

人体在静态和动态运动中的空间平衡主要是通过前庭觉（壶腹嵴和耳石）、本体觉和视觉系统的协同作用，在大脑皮质严密调控下完成的，从而确保在各种静态和动态连续运动中的体位平稳、准确和视力清晰。其中又以神经元交换较少和信息传递环路较快的前庭系统最为重要。

眩晕的发病主要是由半规管壶腹嵴至大脑皮质的神经系统不同部位，遭受人为（转体和半规管功能检查）或病变损伤所引起的一侧或双侧兴奋性增高（刺激病变）、降低（毁坏病变）或（和）双侧功能的严重失对称，前庭系统向大脑皮质不断发出机体在转动或翻滚等的“虚假”信息，诱使大脑皮质做出错误的判断和调控所致。如半规管壶腹嵴至前庭核间段（前庭核或核下的周围性径路）受损，因前庭－眼球、前庭－脊髓和前庭－迷走等神经功能同时受损，常伴发周围性的水平性眼球震颤、倾倒、恶心和呕吐等临床症状。如前庭神经核至大脑皮质间段（核上的中枢性径路）受损，由于其低位的前庭神经核和内耳壶腹嵴功能未受到损伤和代偿功能基本保存完好，故不出现眩晕发作或只出现轻度的头晕不稳。如脑干病变损伤前庭－眼球束（特别是两侧水平和垂直眼球震颤纤维集中的内侧纵束）时，常伴发中枢性的复合性或垂直性眼球震颤；如病变高于脑干时，由于前庭－眼球束、前庭－迷走束和前庭－脊髓束均处于低位而未受损，故不出现相应症状。根据病因和病灶部位的不同，眩晕可呈反复或单次发病，间歇期可显示完全正常或仅残留发作后的短期头晕和不稳感（病情尚未完全康复）（参见下文第6小节）。

头晕的发病主要是由本体觉、视觉或耳石觉的单一或组合病变，导致外周感觉神经的单一或多系统的各自信息传入失真，且不能协调一致和大脑调

节失控所引起的一种直线运动或视物中的摇晃不稳感。头晕仅在运动或视物之中出现或加剧，一旦活动或视物停止，静坐、静卧或闭眼后，症状可自动减轻或消失。当本体觉或（和）耳石觉发生功能障碍，只要视觉功能正常，睁眼时可不出现症状，但一旦闭眼或进入暗处即可出现头晕和平衡障碍，提示视觉代偿功能在机体活动中的重要作用。

头昏主要是由大脑皮质兴奋性、抑制性的强度，相互转换和相互诱导的灵活性和持续性，以及对内对外反应性和持续性的降低，导致整体大脑皮质功能普遍下降或弱化所致的一种临床症状。头昏呈持续性，时轻时重，休息、压力减轻和心情舒畅时改善，反之可加重。

由上可见，由于三者受损靶器官和发病机制上的不同，临床表现当然会有差异。如不严加区分，势必会带来认识上的混乱和诊疗上的失误。

四、眩晕、头晕和头昏的功能检查方法不同

眩晕主要是分别通过前庭－眼球反射、半规管的温度和转体（含大型人体离心机）等多种临床和实验室检查方法进行的，并可协助病灶的定位、定侧诊断。据我们所知，除特殊科研或临床需要者外，现时国内半规管的转体或温度常规检查大都只限于水平半规管而不包括上和后的其他两个半规管，也就是说用单一的水平半规管功能检查结果来概括该侧三个半规管的功能好坏，导致半规管功能检查正常率偏高的假象。这种以“一括三”的做法极易导致临床上的误诊和漏诊，情况是十分严重的。为此，应对三个半规管分别进行常规的细致检查，准确地查出哪一个还是哪几个半规管的功能受损及其程度。

头晕主要是分别通过本体觉、视觉、耳石觉的临床检查，以及感觉神经传导速度、视觉生理仪、耳石平衡仪、四柱秋千仪和升降仪等多种实验室检查方法进行的，并可协助病灶的定位和定侧。据我们所知，视觉生理和耳石功能较为复杂，检查内容较多，且临床开展较晚，不像本体觉检查那样已为人们所熟悉和应用。但由耳石病和视觉障碍所引起的头晕病人临床并不少见，误诊和漏诊病例亦绝非个案，值得重视和注意。为此，应对耳石两个囊的三个部分（椭圆囊、球囊体和球囊角）分别进行常规的细致检查，准确地查出是哪一个还是哪几个囊的功能受损及其程度，以及视觉障碍的具体位置和程度。

头昏主要是分别通过问诊、功能性脑电图、简易认知和言语功能量表、

条件反射、脑力负荷试验等多种临床和实验室方法，对大脑皮质兴奋性（特别是耐受力）和抑制性（尤其是鉴别抑制和睡眠抑制）两个过程的强度、相互转换和相互诱导的灵活性和力度，以及对负荷试验的反应性予以检查的。

由上可见，三者间的临床和实验室检查内容和方法俨然互不相同。如不先严格地将其区分，势必会带来不应有的误查和误诊，甚至误治的后果。

五、眩晕、头晕和头昏的治疗原则不同

除病因、血管活性药和改善神经营养代谢剂以及康复等治疗外，眩晕、头晕和头昏的治疗原则各有不同。眩晕是以镇眩晕和促进前庭代偿功能的早日康复（尽量不用或少用镇静剂，以免影响前庭代偿功能的恢复）为主，头晕是加强致病病因的治疗和促进神经功能恢复的药物治疗为重点，头昏是以正确的劳逸结合、生活规律、促进脑细胞功能的药物治疗、减轻脑力负荷和思想压力为核心。由上可见，如能加强三者间的鉴别，将有助于减少误治和有利于疗效的提高。

六、关于眩晕、头晕和头昏的并存问题

众所周知，一个病人可同时由一种或多种病因引发一个或多个靶器官受损，导致多种临床征象并存的现象绝非少见。可见由多个靶器官同时受损和不同发病机制所引发的眩晕、头晕和头昏的两者或三者的合并存在，是完全可以理解的。其中以一种症状先发、病情较重或康复较慢，其他则属后（继）发、病情较轻或康复较快为多见。如迷路缺血同时损伤相处很近的迷路半规管壶腹嵴和前庭耳石两处功能时，将会首先引起眩晕发作和头晕的并存，若时间较长大脑皮质功能被弱化时又可添加头昏症状，可视为佐证。重症眩晕发作后的短期头晕或病情未达眩晕发作程度（发病阈值较高）时的一过性头晕，以及前庭核上（前庭－皮质束）病变病人所表现的头晕，会给诊疗带来某些困难。但从发病机制上推测，前者可能与前庭核和大脑代偿调控功能以及整个病情还未及时恢复有关；后二者可能因其前庭神经核的功能未受到损伤或受损很轻，或其前庭核和大脑的代偿调控功能建立得较快较好，病情未达到引发眩晕发作的程度所致，但不论情况如何，眩晕、头晕和头昏出现的先后次序和轻重程度应各有别，各自的功能检查结果也不尽相同，可助鉴别。

（注：因版面所限，本文参考文献详见原杂志）

于中国式灯笼中或观看移动着的复杂场景。最后，为了更好地使用残留的前庭功能，要求患者在本体觉和视觉同时缺失的情况下（如要求病人闭眼或戴上经凡士林涂抹过的眼镜站在顺应性较好的海绵或斜面平板上）进行平衡训练。

视觉脱敏

对因自身视觉或场景运动敏感及耐受不良的患者，视觉脱敏是一个很好的治疗方法。降低视觉敏感的方法，是让患者逐步暴露于视动性刺激的环境中，经受脱敏治疗。开始在坐位，然后逐步转向站立及行走状态。坐在转椅上于睁眼或闭眼情况下，头由一侧向另一侧转动或连续转动和停止，或于视－前庭冲突模拟环境（头置于中国式灯笼中或在旋转中阅读书籍）中分别进行，即可达到训练目的而无需复杂设备。视觉和前庭刺激均需缓慢开始并逐渐增强，以利患者适应。

循序渐进

医师需尽力为前庭病变患者制定一个全面评估和康复训练的计划，但并非所有的病人均需要经过如此的程序。对于接受能力和合作性强的患者，告知前庭代偿的原理以及如何进行循序渐进的运动方式既可。制定并向患者阐述清楚每天两次渐进式的训练计划表，如表 8.4。另外，最好鼓励并邀请本医院的听力学专家和理疗专家参与平衡康复训练。护士参与指导患者的康复训练与否对预后也有较大影响。

◆ 眩晕、恶心、呕吐的药物治疗

药物仅能控制眩晕症状，目前还没有针对病因的治疗药物。治疗急性眩晕的两种经典药物是前庭抑制剂和止吐剂。下面将简要介绍这两种药物的作用原理和适应症。偏头痛性眩晕以及梅尼埃病的治疗分别见表 4.6。

作用机制

尽管前庭系统的神经化学机制并不完全明了，但一些原则性的机制有助于我们理解前庭抑制剂和止吐剂的作用原理（图 8.1）。

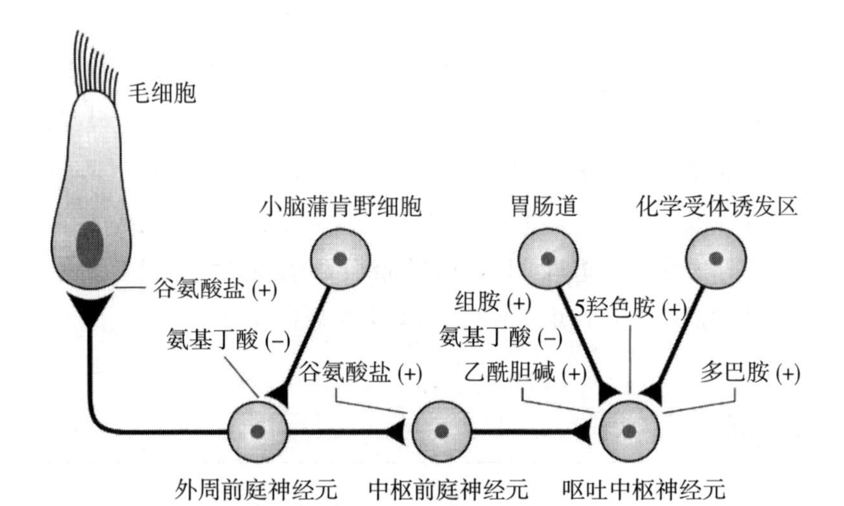

图 8.1　与眩晕和呕吐相关的主要神经递质

注意呕吐中枢的信息传入并不一定如图中所显示的单突触联系。

谷氨酸　谷氨酸是前庭系统的主要兴奋性递质。但抗谷氨酸药物一般不用于治疗眩晕，因为谷氨酸受体遍布全脑，药物无法选择性地抑制前庭系统，并不可避免地会带来一些副作用。

乙酰胆碱　乙酰胆碱是前庭核水平上的另一个兴奋性递质。它也负责将前庭信息传入所谓的呕吐中枢，即位于延髓网状结构内的一组神经元，负责控制运动、呼吸和呕吐等自主神经活动。因此，乙酰胆碱拮抗剂（如东莨菪碱）对眩晕和呕吐具有双重的控制作用。

组胺　组胺广泛分布于中枢前庭结构。因为它有多个受体亚型，所以作用复杂，但其主要作用可能是兴奋前庭核内的神经元。同时，它在前庭兴奋并导致呕吐的过程中扮演正面的角色。抗组胺药（如美克洛嗪）具有前庭抑制和止吐剂作用。

血清素 血清素（5-羟色胺、5-HT）负责将来自胃肠道的迷走神经信号传入呕吐中枢。另外，它可以调节中枢前庭神经元的活性。血清素拮抗剂（如奥坦西隆）主要用于治疗胃肠源性或化学治疗后的呕吐（信号同样由迷走神经传入）。

多巴胺 多巴胺可以激活位于延髓背侧的催吐区的化学受体，此处的血脑屏障薄弱（对多种药物和毒素敏感，能导致呕吐）。抗多巴胺药物（如胃复安）具有中枢镇吐和促进胃肠道蠕动的作用，但不能抑制眩晕和晕动病。

γ-氨基丁酸 γ-氨基丁酸（GABA）是前庭系统主要的抑制性递质。小脑对前庭核的抑制依赖于GABA能神经元。与此类似，前庭通过GABA能神经元发挥抑制呕吐中枢的作用。因此，GABA激动剂（如地西泮）既可起到前庭抑制作用，且又可治疗呕吐。

另外，大麻素和神经激肽拮抗剂近来确认具有抗吐作用，但其作用位点仍不清楚。

如何使用前庭抑制剂和止吐剂

如何使用前庭抑制剂和止吐剂取决于临床和药物的不良反应（表8.5）。前庭抑制剂的药理作用和镇静副作用有着密切的关联。因此，对急性眩晕、恶心并呕吐的患者来说，应用前庭抑制作用较强的药物后，其镇静作用也一定较强，这类药物常用于急性前庭神经炎、梅尼埃病急性发作、偏头痛性眩晕以及严重的晕动病；而症状轻到中度的患者则应该使用前庭抑制和镇静作用较弱的药物，以减少对患者日常活动的干扰。口服药物起效需要至少30分钟，最大药效的发挥则需一至数小时，所以短暂发作者无需用药。静脉给药（如地西泮、劳拉西泮、异丙嗪）或直肠给药（如茶苯海明、地西泮、异丙嗪）可以缩短药物吸收和起效之间的时间，还可避免对胃脏的刺激作用。

表 8.5　常用前庭抑制剂的药理学特征

常用名	分类	主要作用	镇静	其他副作用
美克洛嗪	抗组胺	AV +、AE +	+	口干
苯海拉明	抗组胺 + 抗胆碱能	AV ++、AE ++	++	口干
茶苯海明	抗组胺 + 抗胆碱能	AV ++、AE ++	++	口干
东莨菪碱	抗胆碱能	AV +、AE +++	+	口干、心动过速、记忆障碍（老年人）
桂利嗪	钙拮抗 + 抗组胺	AV +	+	体重增加、抑郁、帕金森病样症状
地西泮	苯二氮䓬类	AV ++、AE +、抗焦虑	++	昏睡、成瘾、戒断症状
劳拉西泮	苯二氮䓬类	AV ++、AE +、抗焦虑	++	昏睡、成瘾、戒断症状
异丙嗪	抗组胺 抗胆碱能 抗多巴胺能	AV +++ AE +++	+++	昏睡、肌张力障碍、直立性低血压、口干
甲哌氯丙嗪	抗多巴胺能 抗组胺	AV +、AE +++	++	肌张力障碍、直立性低血压、口干
胃复安	抗多巴胺能 抗胆碱能	AE ++	+	肌张力障碍、烦躁不安

AV：抗眩晕　　AE：抗呕吐

偶尔可以使用前庭抑制剂来预防周期性发作而原因不明的眩晕，但也只能缓解而不是消除发作。如果需要，应选择镇静作用轻的药物。

前庭抑制剂不能用于良性阵发性位置性眩晕、双侧前庭功能障碍、代偿不佳的单侧前庭功能障碍或非前庭性的慢性眩晕患者。

应该严肃地告知患者前庭抑制剂的副作用，特别是其镇静作用，对于汽车驾驶和机器操作者极为危险。患者应该明白这仅是对症治疗，并且仅在短期内有效。有些病人会对苯二氮草类和抗组胺药产生药物依赖。

几种特殊情况下的用药

急性前庭神经炎发病的最初 24～48 小时内，眩晕、恶心及呕吐会十分严重，可应用前庭抑制剂和止吐剂（如茶苯海明和异丙嗪）。在以后的几天或几周内可因康复训练或其他促进中枢代偿的措施而康复。在动物模型中，一些药物（如安非他明、维拉帕米、咖啡因、银杏制剂）可以促进中枢代偿，而有些（如多巴胺拮抗剂、苯二氮草类、抗胆碱能药和抗组胺药）则阻碍代偿过程。通常，促进代偿的药物具有兴奋性，阻碍代偿的药物则具有抑制作用。在上述兴奋性药物中，还没有哪种药物能促进单侧前庭功能障碍患者的代偿过程。然而，最新的临床对照研究表明，类固醇能促进部分患者外周功能的恢复。对于代偿不佳的单侧前庭功能障碍患者，抗眩晕药虽然会在一定程度上缓解症状，但仍不建议使用，因为该类药物会干扰中枢的代偿作用。

晕动病患者非常痛苦，是应用前庭抑制剂的适应症。美克洛嗪仅有轻微的镇静作用，可首选试用，症状严重时则应用茶苯海明。东莨菪碱经皮吸收制剂很有效，但必须预先使用，即开始旅行前必须将此制剂贴在相应部位数小时。登陆病或晕岸病指的是结束海上航行登陆后，人们持续出现的一种摇晃感觉（因为人们在航行的船上所获得的最新感觉－运动模式登岸后不再需要，而登岸后新的感觉－运动模式又未建立起来之故。——译者注）。该病与恶心无关，常持续数小时或数天后消失，药物治疗无效。

经过调查，即使在神经耳科专科门诊部，不明原因的发作性眩晕（良性复发性眩晕）也是一个常见诊断，它常常与偏头痛联系在一起。病人是否真正患有偏头痛性眩晕、梅尼埃病或前庭症状发作，在疾病后期将变得十分明显。对这类患者的症状治疗需要使用前庭抑制剂，最好是栓剂，便于病人在发作持续或严重时自行使用。对持续大约几秒钟且频繁发作者，应该使用低剂量的卡马西平，考虑其原因是血管压迫神经(也可能仅是卡马西平有效，但机制未明)。当发作持续时间较长时可使用治疗偏头痛的栓剂，例如倍他乐克、阿米替林。对疑为早期梅尼埃病患者，即使没有出现耳蜗症状也可尝试低盐饮食和倍他司汀。乙酰唑胺的实验表明它对偏头痛性眩晕和一些由钙通道功能异常导致的发作性疾病（如Ⅱ型共济失调）有效。如果上述所有措施失败，则可试用无镇静作用的前庭抑制剂进行长期预防性治疗。

十种常见的前庭抑制剂和止吐剂

注意不同国家间的药物命名和上市情况的不同。

美克洛嗪

药理学：属于具有抗组胺和抗胆碱能作用的哌嗪类。起效缓慢，口服7~9小时后药效达高峰，药效持续可达24小时。

适应症：轻至中度眩晕、晕动病（需要预先数小时使用)。

不良反应：镇静作用，但弱于常规的前庭抑制剂；口干。

用法：口服25~50毫克，直肠给药每次50毫克，日最大剂量100毫克。

苯海拉明

药理学：属于具有抗组胺和抗胆碱能的H_1－受体拮抗剂。半衰期4~6小时。

适应症：中度眩晕并恶心、晕动病。

不良反应：中度镇静作用，口干。可能会加重青光眼，或出现尿潴留或哮喘。

用法：口服25~50毫克，直肠给药每次50毫克，每6~8小时一次。

茶苯海明

药理学：茶苯海明是苯海拉明的氯茶碱盐，有着相似的药理学作用。

适应症：中度眩晕、恶心、晕动疾病。

不良反应：中度镇静作用，口干。可能会加重青光眼、尿潴留、哮喘。

用法：口服 50 ~ 100 毫克，直肠给药每次 150 毫克，每 6 ~ 8 小时一次。

东莨菪碱

药理学：蕈毒碱受体拮抗剂（抗胆碱能），经皮给药（贴剂）。强效止吐剂。

适应症：预防晕动病发作；对已发生的急性晕动病无效。

不良反应：轻度镇静作用，口干、记忆障碍、幻觉（特别是老年人）、心动过速、加重青光眼和尿潴留。使用 3 天以上则可能会出现戒断症状（恶心、平衡障碍、头痛）。

用法：每贴含本药 1.5 毫克，3 天内释放 0.5 毫克。出行前 6 小时贴于耳朵后方。

桂利嗪

药理学：钙拮抗剂和抗组胺作用。半衰期 3 ~ 6 小时。

适应症：轻到中度急性眩晕，对晕动病也有效果。

不良反应：镇静作用轻微，可导致体重增加、抑郁或可逆性帕金森综合征。

用法：每 8 小时 75 毫克。

地西泮

药理学：苯二氮䓬类（GABA 激动剂）。半衰期 24 ~ 48 小时，口服后 2 小时药效最大，静脉注射后即刻起效。

适应症：急性眩晕并恶心，尤其适用于同时需要镇静和抗焦虑者。低剂量使用 1 ~ 4 周可治疗焦虑相关性头晕。

不良反应：嗜睡、昏睡、增加跌倒的可能性、药物依赖、戒断综合征（焦虑、睡眠障碍、癫痫发作）；静脉给药可能会引起呼吸骤停、心脏骤停，肺部病变的病人特别要注意。

用法：每6小时2～10毫克，口服，也可直肠或静脉给药。

劳拉西泮

药理学：苯二氮䓬类（GABA激动剂）。半衰期9～19小时，口服后2小时药效最大，静脉注射后即刻起效。与地西泮相比，由于半衰期短并少有活性代谢产物，累积效应不明显（氯硝西泮与此类似）。

适应症：急性眩晕并恶心，尤其适用于同时需要镇静和抗焦虑者。低剂量使用1～4周可以治疗焦虑相关性眩晕。

不良反应：嗜睡、昏睡、增加跌倒的可能性、药物依赖、戒断综合征（焦虑、睡眠障碍、癫痫发作）；静脉给药可能会引起呼吸骤停、心脏骤停，肺部病变的病人特别要注意。

用法：每8小时0.5～2毫克，口服，也可直肠或静脉给药。

异丙嗪

药理学：属于吩噻嗪类，主要是抗组胺作用，兼有抗胆碱能和抗多巴胺能的。半衰期16～19小时。

适应症：伴有严重恶心和呕吐的急性眩晕，该药的镇静作用可以耐受。

不良反应：镇静、口干、视力模糊和直立性低血压；肌张力障碍和帕金森综合征罕见。

用法：每8小时25毫克，口服或肌注。

甲哌氯丙嗪

药理学：属于主要抗多巴胺能、兼有抗组胺和抗胆碱能作用的吩噻嗪类。通过阻断多巴胺能递质而产生止吐作用。半衰期10小时。

适应症：恶心和呕吐。

不良反应：中度镇静作用、肌张力障碍和帕金森综合征、不能静坐、直立性低血压、口干、视力模糊；可能会加重青光眼或导致尿潴留。老年患者更易出现副作用。

用法：每6小时10毫克口服或肌注，或每12小时25毫克直肠给药。

胃复安

药理学：是呕吐化学感受区的D_2－受体拮抗剂，兼有抗胆碱能和促胃肠运动的作用。对前庭性眩晕和晕动病无效，但可与前庭抑制剂合用。给药30～60分钟后起效，半衰期3～6小时。

适应症：恶心和呕吐。

不良反应：肌张力障碍（特别是孩子），可有坐立不安、嗜睡、昏睡、疲劳，长期使用会引发帕金森综合征和迟发性运动障碍。

用法：5～10毫克每8小时口服一次，或20毫克每8～12小时直肠给药一次，也可10～20毫克静脉给药一次。

◆ 外科治疗

眩晕患者一般无需手术治疗。选择性前庭神经切除术适用于听神经瘤；鼓室内使用庆大霉素适应于顽固性梅尼埃病。对照研究表明，内淋巴囊手术治疗梅尼埃病的疗效与对照组相比结果并没有区别。对极少数采用手法治疗无效的顽固性BPPV患者（我们的经验少于0.5%），可能需要后半规管填塞术，即钻通乳突，暴露外淋巴，以骨粒填充后半规管。眩晕病人的手术与否，应由神经耳科医师作出决定。为了降低风险，手术应该由具有经验丰富的耳科医师操作。

参考文献

一、参考书籍

Baloh RW，Honrubia V. Clinical Neruophysiology of the vestibular system. New York：Oxford University Press，2001.

Brandt T. Vertigo：Its Multisensory Syndromes. London：Springer，1999.

Bronstein AM（ed.）. Clinical Disorders of Balance，Posture and Gait (Sccond Edition). London：Arnold Publishers，2004.

Fruman JM，Cass SP. Vestibular Disorders：A Case Study Apprcoach. New York：Oxford University Press，2003.

Herdman SJ. Vestibular Rehabilitation. Philadelphia：F. A. Davis，2006.

Leigh RJ，Zee DS. The Neurology of Eye Movement. New York：Oxford University Press，2006.

Luxon L（ed.）. Audiological Medicine：Clinical Aspects of Hearing and Balance. London：Martin Dunitz，2003.

Paparella MM（ed.）. Menière's Disease. [Otolaryngol Clinics of North America]. Philadelphia：Saunders，2002.

二、参考文章

Baloh RW，Ying SH，Jacobson KM. A longitudinal study of gait and balance dysfunctiojn in normal older people. Arch Neurol, 2003, 60: 835 ~839.

Brandt T, Bronstein AM. Cervical vertigo. J Neurol Neurosurg Psychiatry, 2001, 71: 8 ~12.

Brandt T, Dieterich M. Vestibular syndromes in the roll plane: topographic diagnosis from brainstem to cortex. Ann Neurol, 1994, 36: 337 ~347.

Brandt T, Dieterich M. The vestibular cortex: its locations, functions and disorders. Ann NY Acad Sci, 1999, 28: 293 ~312.

Von brevern M, Zeise D, Neuhauser H et al. Acute migrainous vertigo: clinical and oculographic findings. Brain, 2005, 128: 365 ~374.

Brignole M, Alboni P, Benditt DG et al. (Task Force on Syncope, European Society of Cardiology). Guidelines on management (diagnosis and treatment) of syncope: update 2004. Eur Heart J, 2004, 25: 2054 ~2072.

Bronstein AM. Vision and vertigo: some visual aspects of vestibular disorders. J Neurol, 2004, 251: 381 ~387.

Curthoys IS, Halmagyi GM. Vestibular compensation: a review of the oculomotor, neural and clinical consequences of unilateral vestibular loss. J Vestib Res, 1995, 5: 67 ~107.

Freeman R. Treatment of orthostatic hypotension. SAemin Neurol, 2003, 23: 435 ~442.

Furman R. Treatment of orthostatic hypotension. Semin Neurol, 2003, 23: 435 ~442.

Hain TC, Squires TM, Stone HA. Clinical implications of a mathematical model of benign paroxysmal positional vertigo. Ann NY Acad Sci, 2005, 1039: 384 ~394.

Halmagyi GM, Curthoys IS. A clinical sign of canal paresis. A clinical sign of paresis. Am Fam Physician, 2005, 71: 733 ~739.

Ham P, Waters DB, Oliver MN. Treatment of panic disorder. Am Fam Physician, 2005, 71: 733 ~739.

Lempert T，Brandt T，Dieterich M，Huppert D. How to identify Psychogenic disorders of stance and gait：a video study in 37 patients. J Neurol，1991，238：314～321.

Ruckenstein MJ. Autoimmune inner ear disease. Curr Opin Otolaryngol Head Neck Surg，2004，12：426～430.

Straute A，Leigh RJ，Bronstein A et al. EFNS task force-therapy of nystagmus and oscillopsia. Eur J Neurol，2004，11：83～89.

Woodworth BA，Gillespie MB，Lambert PR. The canalith repositioning procedure for benign positional vertigo：a meta-analysis. Laryngoscope，2004，114：1143～1146.

Yardley L，Donovan-Hall M，Smith HE，Walsh BM et al. Effectiveness of primary care-based vestibular rehabilitation of chronic dizziness. Ann Intern Med，2004，141：598～605.

三、供患者阅读的资料

Bronstein AM. Dizziness and Balance Problems. Can be downloaded from the British Brain and Spine Foundation website：www. brain and spine. org. uk

Haybach PJ. Ménière's Disease：What You Need to Know. Can be ordered at the Vestibular Disorders Association's website：www. vestibular. org

Haybach PJ. BPPV：What You Need to Know. Can be ordered at the Vestibular Disorders Association's website：www. vestibular. org

Hassid N，Hennaux C，van Nechel C. La rééducation vestibulaire. Paris (in French)：Editions Frison-Roche，2004.

Lempert T. Wirksame Hilfe bei Schwindel. Stuttgart (in German)：TRIAS，2003.

Poe D. The Consumer Handbook on Dizziness and Vertigo. Sedona：Auricle Ink Publ，2005.